Xenotransplantation in die klinische Praxis begleiten

FORUM INTERDISZIPLINÄRE ETHIK
NEUE FOLGE

Herausgegeben von Jochen Sautermeister
Begründet von Gerfried W. Hunold

BAND 2

Jochen Sautermeister / Katharina Ebner /
Jochen Ostheimer (Hrsg.)

Xenotransplantation in die klinische Praxis begleiten

Ethische, psychosoziale und pastorale Herausforderungen

PETER LANG
Berlin - Bruxelles - Chennai - Lausanne - New York - Oxford

Bibliografische Information der Deutschen Nationalbibliothek
Die Deutsche Nationalbibliothek verzeichnet diese Publikation in der Deutschen Nationalbibliografie; detaillierte bibliografische Daten sind im Internet über http://dnb.d-nb.de abrufbar.

Die Publikation wurde gefördert von der Deutschen Forschungsgemeinschaft und ist im Rahmen des Sonderforschungsbereichs Transregio 127 „Biologie der xenogenen Zelle-, Gewebe- und Organtransplantation von der Grundlagenforschung zur klinischen Anwendung“ entstanden.

ISSN 0937-3861
ISBN 978-3-631-71762-2 (Print)
E-ISBN 978-3-631-91756-5 (E-PDF)
E-ISBN 978-3-631-91757-2 (E-PUB)
DOI 10.3726/21603

Verlegt durch Peter Lang GmbH, Berlin, Deutschland

info@peterlang.com www.peterlang.com

Inhaltsverzeichnis

Seelsorgliche Perspektiven aus der Klinik

Jochen Ostheimer, Katharina Ebner und Jochen Sautermeister

Vorwort

Ausgangspunkt des vorliegenden Bandes ist ein transdisziplinäres, interreligiöses Expertengespräch haupt- und ehrenamtlicher Krankenhausseelsorgerinnen und -seelsorger im Jahr 2018, das im Rahmen des von der Deutschen Forschungsgemeinschaft finanzierten Transregio-Sonderforschungsbereichs 127 „Biologie der xenogenen Zell-, Gewebe- und Organtransplantation – vom Labor in die Klinik"[1] gefördert wurde.

Im Rahmen des theologisch-ethischen Teilprojekts sollte u. a. die klinikseelsorgliche Sicht auf die Xenotransplantation sondiert werden. Dazu wurden Klinikseelsorgerinnen und Klinikseelsorger aus dem deutschsprachigen Raum zu einem explorativen Austausch über die „pastoralen Herausforderungen der Xenotransplantation" eingeladen. Sieben erfahrene Praktikerinnen und Praktiker aus der katholischen und der evangelischen Kirche, aus dem Islam und aus dem Judentum diskutierten bei dem interreligiös gestalteten Expertengespräch, das im Oktober 2018 stattfand, die Möglichkeiten der pastoralen und psychosozialen Begleitung in der klinischen Versuchsphase und entwickelten erste Orientierungsperspektiven. Ausgehend von den bisherigen seelsorglichen Erfahrungen wurden mögliche Reaktionen von Betroffenen insbesondere in religiöser Hinsicht antizipiert, und seelsorgliche Handlungsmöglichkeiten zur Diskussion gestellt.[2] Damit wurde der Weg „vom Labor zum Krankenbett", wie das Motto des Sonderforschungsbereichs lautet, in einer Hinsicht antizipierend und exemplarisch abgeschritten.

Auf der Grundlage des gemeinsamen Gesprächs sollten die Praktikerinnen und Praktiker ihre Überlegungen im Nachgang zusammenfassen und weiterführen. Die hier vorliegenden Aufsätze setzen somit das Fachgespräch in einem anderen Medium fort. Die Ergebnisse des gemeinsamen Nachdenkens

---

1 Vgl. *Klinikum Uni München*, Biology of xenogeneic cell and organ transplantation, in: https://www.klinikum.uni-muenchen.de/SFB-TRR-127/de [abgerufen am 20.03.2023].

2 Vgl. *Ebner, Katharina/Ostheimer, Jochen/Sautermeister, Jochen*, The role of religious beliefs for the acceptance of xenotransplantation. Exploring dimensions of xenotransplantation in the field of hospital chaplaincy, in: Xenotransplantation 27 (2020) 4, e12579, in: https://doi.org/10.1111/xen.12579 [abgerufen am 20.03.2023].

werden durch zusätzliche Beiträge aus ethischer, humanwissenschaftlicher und theologischer Forschung vertieft. Transplantationspsychologische, pastoraltheologische und ethische Perspektiven leuchten ergänzende Facetten und Hintergründe aus. Allen Autorinnen und Autoren gebührt Dank für ihre Bereitschaft, sich auf dieses Projekt einzulassen.

Für die formal-redaktionelle Bearbeitung der Beiträge zu unterschiedlichen Stadien sei Frau Sarah Linnartz, Frau Theresa van Krüchten und Frau Nicole P. Simon gedankt, ebenso Herrn Prof. Dr. Konrad Hilpert für die wertvollen Anregungen durch sein peer review sowie dem Lang-Verlag, insbesondere Herrn Andreas Stähli für die umsichtige Begleitung der Drucklegung. Ihnen allen gilt unser Dank, ebenso der Deutschen Forschungsgemeinschaft für die finanzielle Förderung der Drucklegung. Sollte das Buch dazu beitragen, für ethische, pastorale und psychosoziale Fragen im Kontext der Krankenhausseelsorge zu sensibilisieren, sobald die Xenotransplantation Einzug in die Klinik findet, hat es seinen Zweck erfüllt.

Augsburg, Würzburg, Bonn im Frühjahr 2024
Jochen Ostheimer, Katharina Ebner, Jochen Sautermeister

Jochen Ostheimer, Katharina Ebner und Jochen Sautermeister

Xenotransplantation in die klinische Praxis begleiten

Perspektiven für die Krankenhausseelsorge

1. Xenotransplantation – Hintergründe, Ziele und Vorgehensweisen

Der Mangel an Spenderorganen ist seit Jahren ein drängendes Problem. Zu Beginn des Jahres 2022 warteten mehr als 8.500 Menschen in Deutschland auf ein Spenderorgan, davon 727 auf ein Herz. 826 Personen verstarben im Jahr 2021 auf einer Warteliste für ein Organ.[1] Die Zahl menschlicher Organspender stagniert oder ist sogar leicht rückläufig, so dass eine Auflösung dieser Missverhältnisse mittelfristig nicht zu erwarten ist. Auch wenn es im Jahr 2021 mit 933 postmortalen Organspenderinnen und -spendern einen leichten Anstieg gab, ist darin noch keine Trendwende zu erkennen.[2] Die verschiedenen Bemühungen, die Zahl der potentiellen Spenderinnen und Spender zu erhöhen, wie etwa von der Politik geförderte öffentliche Informations- und Aufklärungskampagnen, konnten die Lücke nicht schließen. Auch die Einführung des Widerspruchsverfahrens in verschiedenen Ländern vermochte das Defizit lediglich zu verkleinern. Während bei dieser Regelung jede bzw. jeder als potenzielle/r Organspender/in betrachtet wird, sofern er oder sie dem nicht ausdrücklich widerspricht, gilt in Deutschland trotz aller Diskussionen die Einwilligungsregel. Demnach muss man seine Bereitschaft zur Organspende aktiv und ausdrücklich erklären, etwa in Form eines Organspenderausweises.

Abgesehen vom Organmangel gehen menschliche Organspenden mit einem großen medizinischen Aufwand einher und können zu nicht unerheblichen psychischen und psychosozialen Belastungen führen. Die Hoffnung auf eine lebensrettende, -verlängernde oder die Lebensqualität verbessernde Transplantation ist bei einer postmortalen Organspende zwangsläufig mit dem Tod

1 Vgl. *Organspende-info*, in: https://www.organspende-info.de/zahlen-und-fakten/statistiken.

2 *Organspende-info*, in: https://www.organspende-info.de/zahlen-und-fakten/statistiken.

des Spenders bzw. der Spenderin verbunden. Bei den meisten erforderlichen Organspenden ist außerdem eine Lebendspende nicht möglich. Denn diese setzt paarige bzw. sich regenerierende Organe voraus. Daher wird seit Jahren an Alternativen geforscht, etwa der Herstellung künstlicher Organe durch Gewebekonstruktion (*tissue engineering*) oder 3D-Biodrucker. Diese Verfahren sind noch weit vom klinischen Einsatz entfernt. Weiter sind hingegen verschiedene Verfahren, tierische Organe, Gewebe und Zellen zu verpflanzen: die sog. Xenotransplantation. Am 7. Januar 2022 erhielt mit dem US-Amerikaner David Bennett erstmals ein Patient im Rahmen eines klinischen Versuchs einer Xenotransplantation ein Schweineherz. Bennett war aufgrund seiner Vorerkrankungen und seines generellen Gesundheitszustands für andere Therapien wie auch für die Warteliste für ein menschliches Spenderherz nicht in Frage gekommen. Er lebte mit dem xenogenen Herzen weitere zwei Monate und starb am 8. März 2022.

Forscherinnen und Forscher im Transregio-Sonderforschungsbereich (TRR-SFB) *Biologie der Xenogenen Zell-, Gewebe- und Organtransplantation von der Grundlagenforschung zur klinischen Anwendung*, die unabhängig von dem US-amerikanischen Forscherteam an der Transplantation von Herzen forschen, prognostizieren für das Jahr 2024 erste klinische Versuche mit genetisch veränderten Schweineherzen in Deutschland.[3]

Die US-amerikanische Transplantation eines Schweineherzens war allerdings nicht die erste Xenotransplantation überhaupt. Die Xenotransplantation, also die artübergreifende Verpflanzung von lebenden Zellen, Geweben oder Organen, hat eine lange Geschichte. Nach ersten Versuchen in der Neuzeit, bei denen oftmals Blut von Tieren, etwa von Lämmern, übertragen wurde, um die als positiv wertgeschätzten Eigenschaften der jeweiligen Tierart zu übertragen, gab es Anfang des 20. Jahrhunderts eine neue, sehr experimentelle Hochphase. So wurden bei den ersten Nierentransplantationen überhaupt Organe von Schweinen und Schafen genutzt.[4] Aufgrund von Abstoßungsreaktionen waren die Versuche nicht erfolgreich. Auf diese frühe chirurgische Periode folgten Phasen erst der unspezifischen und dann der spezifischen Immunsuppression, die zu den aktuellen Forschungsbemühungen führte, in denen die Gentechnik eine entscheidende Rolle spielt. Dabei wurden und werden zu

3 Vgl. *Science Media Center*, Lehren aus der ersten Xenotransplantation, in: https://www.sciencemediacenter.de/alle-angebote/rapid-reaction/details/news/lehren-aus-der-ersten-xenotransplantation-eines-schweinherzens.

4 Vgl. *Platt/Cascalho/Piedrahita*, Xenotransplantation, 287 f.

Forschungszwecken und für präklinische Studien auch Organe zwischen verschiedenen Tierarten verpflanzt.[5]

Ein bedeutsames Ereignis war die erste Verpflanzung eines Affenherzens, die zugleich die erste Herztransplantation überhaupt war. 1964 erhielt in den USA ein 68-jähriger Mann mit terminaler Herzinsuffizienz ein Schimpansenherz und verstarb nach wenigen Stunden. Erst drei Jahre später erfolgte in Südafrika eine allogene Herzübertragung, also die Transplantation eines menschlichen Herzens. Ein nächster bedeutender Schritt in der Forschung, der zugleich heftige Debatten auslöste und auch die medizinethische Forschung vorantrieb, war 1984 die Übertragung eines Pavianherzens auf ein neugeborenes Kind, das 21 Tage überlebte und schließlich an multiplem Organversagen starb, wobei das Herz aber noch grundsätzlich funktionstüchtig war.

Die aktuellen Entwicklungen in der Xenotransplantationsforschung sind wesentlich durch Fortschritte in der Gentechnik, insbesondere durch die Erfindung der sog. Genschere CRISPR/Cas9, geprägt. Mittels genetischer Modifikationen von Spendertieren lassen sich Abstoßungsreaktionen erheblich verringern. So schlugen dreifach veränderte Schweineherzen, die in den Bauchraum von Pavianen eingesetzt wurden, bis zu zweieinhalb Jahre; allerdings übernahmen diese Herzen keine vitale Funktion. Bei Verpflanzungen in orthotoper Position, also als Ersatz für das ursprüngliche Herz, trat jedoch zunächst in über der Hälfte der Fälle bei nicht-menschlichen Primaten nach weniger als zwei Tagen bereits der Tod ein. Inzwischen konnte die Überlebensdauer der Tiere auf bis zu 195 Tage ausgeweitet werden. Damit wird ein wichtiges Kriterium für die Anwendung der Xenotransplantation auf den Menschen erfüllt, das von der Internationalen Gesellschaft für Herz- und Lungentransplantation 2000 aufgestellt wurde.[6]

Für einen potenziellen klinischen Einsatz der Xenotransplantation sind neben der biotechnologischen Machbarkeit und der therapeutischen Wirksamkeit auch die juristischen, psychosozialen und ethischen Dimensionen der Xenotransplantation zu betrachten. Die Forschungsbemühungen zur Xenotransplantation werden unter ethischen, rechtlichen und sozialen Aspekten

---

5 Vgl. *Beckmann*, Menschliche Identität; *Beckmann/Brem/Eigler u. a.*, Xenotransplantation von Zellen, 83–87; *Schicktanz*, Organlieferant Tier 2, Kap. 3; *Cowan/Tector*, The Resurgence of Xenotransplantation; *Platt/Cascalho/Piedrahita*, Xenotransplantation; *Längin/Mayr/Reichart u. a.*, Consistent success; *Reichart/Längin/Radan u. a.*, Pig-to-non-human primate heart transplantation; *Reichart/Wolf*, Aktueller Stand und Zukunftsperspektiven.

6 Vgl. *Cooper/Keogh/Brink u. a*, Report.

(ELSA) reflektiert, bewertet und begleitet sowie hinsichtlich ihrer gesellschaftlichen wie individuellen Akzeptanzbedingungen prospektiv untersucht.

2. Chancen und Grenzen der Xenotransplantation

Die Xenotransplantation ist von der therapeutischen Zielsetzung bestimmt, „menschliches Leben zu retten und menschliches Leid und Erkrankungen, die durch Organversagen verursacht werden, durch Transplantation entsprechender Ersatzorgane zu lindern oder zu heilen“[7]. Zum einen sollen Tierorgane ähnlich dauerhaft wie Allotransplantate im Empfängerorganismus verbleiben. Zum anderen könnten sie auch als „Brückentechnik“ fungieren, um die Wartezeit bis zum Erhalt eines menschlichen Organs zu überbrücken.

Die möglichen Chancen einer Xenotransplantation lassen sich mit dem Ethiker Hans Halter pointiert zusammenfassen: Im Gegensatz zur Allotransplantation (im folgenden Zitat mit AT abgekürzt) würden im Fall einer erfolgreichen Etablierung der Xenotransplantation (im folgenden Zitat mit XT abgekürzt)

> „Organe in beliebiger Menge zur Verfügung stehen, es wären auch die richtigen Organe in der passenden Größe und Qualität, die zudem jederzeit zur Verfügung stünden, was alles einem viel breiteren Patientenspektrum als bisher zugute kommen würde. Die AT könnte durch XT abgelöst werden. Das Prozedere bei Operationen würde gewaltig vereinfacht: Keine prekären Wartezeiten für Patienten auf der Warteliste, ideale Vorbereitungsmöglichkeiten der Patienten, keine menschlichen (Trauer, Pietät), juristischen (Widerspruchs- oder Zustimmungslösung) und technischen Probleme (Entnahme, Frischhaltung, Transport) bei der Beschaffung und Bereitstellung von Organen. Die schwierigen Diskussionen über den Hirntod und die ethischen Auseinandersetzungen über die Verwendung von Embryonen, Feten und Anenzephalen als Transplantatquellen könnten umgangen werden. Auch der Kommerz mit menschlichen Transplantaten würde uninteressant. Das Allokationsproblem infolge knapper Organe wäre gelöst. Ex- und Implantation an den Patienten würden zur routinemäßigen Operation zu normalen Arbeitszeiten.“[8]

---

7 *Beckmann/Brem/Eigler u. a.*, Xenotransplantation von Zellen, 88.

8 *Halter*, Xenotransplantation aus ethischer Sicht, 174 f. Zu einer detaillierten Darstellung des medizinisch-naturwissenschaftlichen Forschungsstands und geistes-, sozial- und kulturwissenschaftlicher Einordnungen vgl. die Beiträge in *Sautermeister* (Hg.), Tierische Organe.

Diesen bereits vor mehr als 20 Jahren formulierten Hoffnungen stehen vor allem biotechnologische und biomedizinische Herausforderungen entgegen.[9] Das neue Organ muss im Empfängerorganismus über einen ausreichend langen Zeitraum funktionieren. Zudem müssen Kompatibilitäts- und Abstoßungsprobleme überwunden werden. Dazu werden aufseiten der Empfänger das Immunsystem neu eingestellt und aufseiten der Spender genetische Veränderungen vorgenommen, um das tierische Organ für das menschliche Immunsystem passender zu machen. Ferner ist die Gefahr zu überwinden, dass mit dem Transplantat Krankheitserreger, insbesondere porcine endogene Retroviren (PERV), übertragen werden (sog. Zoonosen). Auch sind weltanschauliche, kulturelle, soziale und ethische Fragen und Vorbehalte zu diskutieren und zu klären, die die Herstellung von Chimären bzw. den Einbau tierischer Elemente in den menschlichen Organismus betreffen. Hinzu kommen Bedenken gegen eine Verzweckung von Tieren, Einwände gegen die Ausnutzung von Notlagen der ersten Patientinnen und Patienten, an denen das Verfahren klinisch getestet wird, oder Unklarheiten, nach welchen Kriterien allo- und xenogene Organe zugeteilt werden sollen. Nicht zuletzt berührt die Xenotransplantation die Identität der Empfänger in einem möglicherweise größeren Ausmaß, als dies bei der Implantation menschlicher Organe der Fall ist. Insofern die Xenotransplantation für potenzielle Empfänger und deren soziales Umfeld Auswirkungen haben wird, bedarf es auch einer psychologischen, psychosozialen und pastoralen Sensibilität.

3. Xenotransplantation als Herausforderung für die Krankenhausseelsorge

Zellen, Gewebe und vor allem Organe von einem anderen Menschen oder gar von einem Tier zu erhalten, hat unweigerlich Auswirkungen auf das menschliche Selbstverständnis, sowohl auf individueller als auch auf kultureller Ebene. Es ist damit zu rechnen, dass xenotransplantierte Personen vor erheblichen psychosozialen Herausforderungen stehen werden. Ebenso wie das Transplantat somatisch in den Körper so implantiert werden muss, dass die körperlichen Vollzüge störungsfrei ablaufen, müssen die Empfängerinnen und Empfänger das neue, tierische Organ leiblich in ihr Selbstbild integrieren. Sie müssen es

---

9 Vgl. *Beckmann/Brem/Eigler u. a.*, Xenotransplantation von Zellen, 139–239; *Platt/Cascalho/Piedrahita*, Xenotransplantation; *Fishman*, Infection in Xenotransplantation; *Reichart/Wolf*, Aktueller Stand und Zukunftsperspektiven.

als ein Bestandteil ihrer selbst annehmen. Dabei spielt auch das nähere und weitere soziale Umfeld eine wichtige Rolle. Je nachdem, ob die Angehörigen, die Freunde, Bekannten und Nachbarn den Transplantierten mit Skepsis, Argwohn oder offener Ablehnung oder aber mit Empathie und Akzeptanz begegnen, kann die anstehende Identitätsarbeit besser gelingen, kann es einfacher oder schwieriger sein, „im Selbst- wie im Fremdbezug [...] seine Identität zu finden und zu wahren“[10]. In dieser Hinsicht ist die Xenotransplantation weit mehr als eine medizinische Herausforderung. Sie ist für die Patientinnen und Patienten eine umfassende psychosoziale Entwicklungsaufgabe. Dabei hat die Xenotransplantation das Potenzial, kulturelle Vorstellungen ins Wanken zu bringen. Sie kann kulturelle und weltanschauliche Überzeugungen irritieren und das Selbst- und Weltverständnis von Menschen berühren, indem sie grundsätzliche Fragen aufwirft: Was macht den Menschen aus? Wodurch unterscheidet er sich vom Tier? In welchem Verhältnis stehen Mensch und Tier zueinander? Wie gehen Menschen mit Krankheit und Verfall um? Gibt es Pflichten zur Gesunderhaltung, zur Pflege des eigenen Körpers?

Religionen und Religionsgemeinschaften sind kulturell und individuell relevante Trägerinnen von gesellschaftlich bedeutsamen Weltanschauungen. Daher ist es sinnvoll zu erörtern, wie sie diese medizinische Praxis einordnen. Religiös motivierte grundsätzliche Bedenken oder Verbote können die soziale und persönliche Akzeptanz und den Erfolg von Xenotransplantationstechniken maßgeblich einschränken. Der frühzeitige Einbezug von Religionsvertretern und Theologinnen und Theologen erscheint deshalb ratsam. Ebenso relevant wie theoretische, etwa dogmatische oder religionsrechtliche Abhandlungen[11] oder Reflexionen und Empfehlungen religiöser Autoritäten[12] sind Einschätzungen aus der seelsorglichen Praxis. Denn im lebensweltlichen Kontext des Krankenhauses erleben Patientinnen, Patienten und Angehörige, aber auch medizinisch-pflegerische Fachkräfte Anfragen wie Bestärkung. Individuelle Sinndeutungspotentiale und Hoffnungen, aber auch Krisenerfahrungen und

---

10 *Beckmann/Brem/Eigler u. a.*, Xenotransplantation von Zellen, 249.

11 Vgl. *Mathieu*, Jewish ethics; *Deusel*, Xenotransplantation aus jüdischer Perspektive; *Ilkilic/El Maaroufi*, Xenotransplantation.

12 Im christlichen Bereich erarbeitete bereits 1998 eine Arbeitsgruppe im Auftrag der Evangelischen Kirche in Deutschland und der Deutschen Bischofskonferenz eine Stellungnahme, die, anstatt eine abschließende Entscheidung vorzulegen, die wesentlichen Gesichtspunkte benennt, die bei der individuellen und gesellschaftlichen Reflexion beachtet werden sollten; vgl. *Evangelische Kirche in Deutschland/Sekretariat der DBK* (Hg.), Xenotransplantation.

Sorgen bzw. Ängste im Kontext der Transplantationsmedizin stellen ein Erfahrungswissens dar, das auch in der Praxis der Seelsorge gewonnen wird. Dieses Erfahrungswissen ist charakterisiert durch seinen Erwerb im praktischen Handeln, es ist kontextsensibel, personengebunden und situativ. Gewachsen aus der seelsorglichen Praxis ermöglicht das Erfahrungswissen Routinen und Fertigkeiten, die gerade dort, wo noch „kein allgemeines Wissen verfügbar ist“[13], helfen können, neue Situationen zu bewältigen. Hier erfährt die Xenotransplantation ihre praktische Bewährungsprobe. Daher zählen auch theologische und pastoraltheologische bzw. pastoralpsychologische Aspekte zum forschungsstrategischen ELSA-Bereich,[14] um religiöse Aspekte in den Blick zu nehmen.[15]

Die religiösen Begleiterinnen und Begleiter, die als erste in Kontakt mit xenotransplantierten Menschen stehen werden, sind haupt- und ehrenamtliche Krankenhausseelsorgerinnen und Krankenhausseelsorger. Sie bieten in spezifischen situativen Lebenskrisen verschiedene Formen der Unterstützung an.[16] Eine wesentliche Aufgabe v. a. bei schweren medizinischen Eingriffen ist die Begleitung bei der Bewältigung von existenziellen Fragen und Sinnfragen. Dabei „können kirchliche Seelsorger im Krankenhaus [...] als geistliche Ratgeber fungieren“[17]. Sie sind „eine lebensbegleitende *Option*, die man kostenlos innerhalb des Systems Krankenhaus in Anspruch nehmen darf“[18]. Mit Blick auf die Absicht, die Erkrankung existenziell zu verstehen und sinnvoll in die eigene Lebensgeschichte einzubauen, kann die Seelsorge eine „Deutungsassistenz“[19] anbieten, die die Autonomie der Patientinnen und Patienten stärkt und sie darin begleitet und unterstützt, die Erkrankung in die persönliche

13 *Böhle*, Erfahrungswissen, 76.

14 Vgl. *Klinikum der Universität München*, Biology of xenogenic cell, in: https://www.klinikum.uni-muenchen.de/SFB-TRR-127/de.

15 Vgl. *Sautermeister* (Hg.), Tierische Organe; *Ebner/Ostheimer/Sautermeister*, The role of religious beliefs. Der vorliegende Band bündelt weitere Erkenntnisse.

16 Vgl. *Roser* (Hg.), Handbuch.

17 *Sammet/Steffens*, Die Professionalisierung, 78. Die Rolle des geistlichen Ratgebers ist aus der Religionssoziologie von *Parsons*, Psychische Krankheit, 397–405 entnommen. Sie hat in Abgrenzung zur Rolle des Gemeindepfarrers nicht die Aufgabe, die Gemeinschaft v. a. durch Wahrung der Gemeinschaftsnormen zusammenzuhalten, sondern kümmert sich in individualisierender Weise um die im weiteren Sinn religiösen Bedürfnisse Einzelner.

18 *Bock/Handke*, Deutungsassistenz, 25.

19 *Bock/Handke*, Deutungsassistenz.

Identität zu integrieren und vielleicht biographische Erlebnisse in ihrer religiösen Dimension zu erschließen.[20]

Übliche Handlungsformen sind Gespräche, die Arbeit mit Symbolen, Rituale und Präsenz. Seelsorgliche Gespräche können den Patientinnen und Patienten helfen, sich auszusprechen und sich so über die eigene Situation, die Gefühle, die Hoffnungen, Sehnsüchte und Befürchtungen klarer zu werden. Dazu können sie religiöse Sprachformen, Bilder und Erzählungen als spezifische Deutungsressourcen anbieten. Symbole und Rituale besitzen eine besondere, oft in der jeweiligen religiösen Tradition verankerte Kraft, den Zusammenhang von Person und Situation zu erschließen. Sie können biographisch oder moralisch uneindeutige Situationen sprachlich fassen und zusammenhalten, etwa indem sie der Erfahrung von Schuld oder Schwäche die tröstende Zusage der Vergebung und der Aufrichtung gegenüberstellen.[21] Darüber hinaus stellt sich Krankenhausseelsorgerinnen und Krankenhausseelsorgern zuweilen die Aufgabe, die Patientinnen und Patienten, die Angehörigen oder das Personal religiös zu beraten und bei religionsrechtlichen Fragen kompetent und verlässlich Auskunft zu geben.

Da die Transplantation von Tierorganen noch keine gängige Praxis ist, aber in den kommenden Jahren mit ersten derartigen Operationen auch in Deutschland zu rechnen ist, ist ein antizipierendes Vorgehen klug und vorausschauend.

4. Die Beiträge des Bandes

Im *ersten Teil* werden theoretische Fragen behandelt, die im Hintergrund der Diskussion stehen und grundsätzlich zu beachten sind. Insofern die Verpflanzung tierischer Organe eine mögliche Zukunftspraxis ist, nimmt das Reden darüber spezifische Formen an, etwa die Gestalt von Szenarien. Daher analysiert der Ethiker Jochen Ostheimer die wissenschaftstheoretischen Grundlagen und die kommunikative Bedeutung von „Szenarien in der Medizinethik". Medizinische Handlungen sind als Praktiken immer auch in ihren soziokulturellen Kontexten zu verstehen. Transdisziplinär ausgestaltete Szenarien als hypothetische Zukunftsbilder oder Modellwelten können dabei helfen, den Bereich relevanten Wissens und relevanter Bedeutungen exemplarisch auszuleuchten. Sie dienen so der Informationsvermittlung, der Willensbildung und der Entscheidungsfindung und fördern damit die Rationalisierung des

20 Vgl. *Nassehi/Saake*, Die Religiösität religiöser Erfahrung, 76.

21 Vgl. *Moos/Ehm/Kliesch u. a.*, Ethik in der Klinikseelsorge, 239–260.

Handelns. Ethisch betrachtet lassen sich auf der Basis von Szenarien nicht verpflichtende Vorgaben, sondern kluge Ratschläge formulieren, die zu erkennen helfen, was in der jeweiligen Situation sinnvollerweise zu tun ist.

Die Theologische Ethikerin Katharina Ebner stellt Überlegungen zum Verhältnis von Mensch und Tier in den Mittelpunkt ihres Beitrags. Sie konstatiert dabei vielfältige Mensch-Tier-Verhältnisse, die teilweise in Konflikt miteinander liegen, und macht auf grundlegende gegenwärtige Transformationsprozesse aufmerksam. Schließlich diskutiert sie die Zulässigkeit von Tierversuchen im Kontext der Xenotransplantation und geht auf die konkreten menschlichen Akzeptanzbedingungen eines Xenotransplantats vor dem Hintergrund tierlicher Belange ein.

Wie in zahlreichen Praxiserfahrungen und auch pastoraltheologischen und psychologischen Studien deutlich wird, besteht eine wesentliche Aufgabe der Klinikseelsorge darin, Menschen im Kontext des Krankenhauses zu begleiten. Die Begleitung nimmt vielfältige Formen an, etwa das Gespräch von Angesicht zu Angesicht, das gemeinsame stumme Warten, die Gestaltung von Gebeten, Ritualen und Gottesdiensten, das Mittragen von Enttäuschung, Verzweiflung, Wut und Trauer, die Anerkennung der Erfahrung der Sinnlosigkeit oder die Beratung bei religionsrechtlichen Ungewissheiten. Daher werden im *zweiten Teil* des Buchs konzeptionelle Zugänge zur Begleitung entfaltet und auf die möglichen Anforderungen bei einer Xenotransplantation bezogen.

Der Moraltheologe Jochen Sautermeister geht dabei der Bedeutung von Identität und Leiblichkeit aus theologisch-ethischer Perspektive nach. Er deutet die Xenotransplantation als potentiell lebensdienlich, autonomie- und identitätsförderlich, betont jedoch, wie wichtig psychosoziale und seelsorgliche Beratung und Begleitung sind, um Betroffene und Angehörige in diesem lebensgeschichtlich herausfordernden Prozess zu unterstützen. Dabei gilt es, den konkreten, persönlich-biografischen Kontext ernst zu nehmen, der für die individuelle Akzeptabilität der Xenotransplantation relevant ist.

Die Psychologinnen Heike Neumann, Sylvia Kröncke und Angela Buchholz diskutieren „Allo- und Xenotransplantation aus transplantationspsychologischer Perspektive“ und übertragen in einem hypothetischen Ausblick die langjährigen Erfahrungen aus der Transplantationspsychologie auf die Xenotransplantation. Auf diese Weise erschließen sie, mit welchen Bedarfen zu rechnen ist und welche bestehenden Ressourcen die Transplantationspsychologie zur Verfügung stellen kann. Für die Xenotransplantation gilt wie für die Allotransplantation, dass die Transplantationspsychologie Patientinnen und Patienten und deren Angehörige durch verschiedene Angebote von Beratungsgesprächen bis hin zu Therapien unterstützen kann. Wie die Erfahrung zeigt, sind Hilfen bei der Entscheidungsfindung für oder gegen eine Transplantation, eine verlässliche Begleitung in Wartezeiten und bei „falschen" Einbestellungen sowie Unterstützung bei der psychischen Integration eines Organs, bei auftretenden Komplikationen, bei Nebenwirkungen von Medikamenten oder bei der Eingliederung in den Alltag besonders wichtig. Darüber hinaus übernimmt die Transplantationspsychologie Vermittlungstätigkeiten zwischen Ärzten und Ärztinnen und Patienten und Patientinnen. Nicht zuletzt stellt sie in psychodiagnostischen Interviews fest, ob transplantationsrelevante psychische Erkrankungen vorliegen. Die Xenotransplantation könnte den Vorteil bieten, dass Wartezeiten aufgrund von Organmangel wegfallen würden und eine bessere Planbarkeit einer Transplantation gegeben wäre. Beides würde den psychischen Druck der Patienten und Patientinnen verringern. Allerdings könnten auch Gewissenskonflikte aus Tierschutzgründen auftreten. Ebenso könnte ein (fast) uneingeschränkter Zugang zu Spenderorganen nach der Transplantation eine große Nachlässigkeit etwa mit Blick auf Alkoholabstinenz oder Medikamenteneinnahme provozieren. Insgesamt werden sich gemäß der Einschätzung der Autorinnen die Schwerpunkte der transplantationspsychologischen Arbeit wohl nicht verändern.

Der Pastoraltheologe Ottmar Fuchs entfaltet in seinem Beitrag „Momente einer Transplantations-Pastoral". Er stellt die Xenotransplantation in die Grunddifferenz, mit allen Mitteln und auf Kosten anderer (über-)leben zu wollen oder ein Leben zu führen, das das Leben der anderen bejaht. Diese Differenz, die er an ganz unterschiedlichen Beispielen veranschaulicht, führt er in einem viele Perspektiven eröffnenden theologischen Entwurf über zur Buße und auch zur Anklage Gottes angesichts durch Not, Leid und Tod entstehender Sinnlücken. Auf dieser Grundlage setzt sich Fuchs zunächst mit der Organspende auseinander und diskutiert insbesondere das Hirntodkriterium kritisch, um schließlich neun Kriterien zu formulieren, die nicht zuletzt die zurückbleibenden Angehörigen eines Organspenders in den Blick nehmen. Die abschließende Reflexion der Xenotransplantation bindet diesen Gedankengang wieder zurück an die eingangs genannte Grunddifferenz und skizziert eine spirituelle Einstellung, wonach eine Transplantation nie unschuldig ist und daher zu Dankbarkeit wie auch zur Anerkennung der eigenen Verwundbarkeit sowie zu einer Sühne gegenüber der Tierwelt führen kann.

Auf der Basis einer umfassenden Studie und eigener Erfahrungen in der Klinikseelsorge diskutiert die Theologin Veronika Bogner „theoretische und handlungspraktische Herausforderungen für die seelsorgliche Begleitung von Xenotransplantationspatienten und -patientinnen". Im Umgang mit (Xeno-) Transplantationspatienten und -patientinnen besteht eine wesentliche Aufgabe der Klinikseelsorge in der Begleitung ihrer Identitätsarbeit. Ausgehend von einem psychosozial fundierten, ethischen Identitätsbegriff thematisiert Bogner die Selbstwahrnehmung der Patienten und Patientinnen mit Blick auf die Aufgabe, das Xenotransplantat nicht nur körperlich, sondern auch seelisch zu integrieren. Darüber hinaus weist sie auf mögliche Schwierigkeiten bei der sozialen Anerkennung xenotransplantierter Menschen hin, die ebenfalls deren Identitätskonzept gefährden kann. Seelsorge als Begleitung von Menschen auf ihrem Lebens- und Glaubensweg, die auf der Grundlage eines ganzheitlichen Menschenbildes basiert, ist daran orientiert, den einzelnen Menschen als Ganzen in seiner Würde, seinen Grenzen und seinem Geheimnis wahr- und anzunehmen. Ebendiese Aufgabe, so das Fazit für die Praxis, wird sich auch bei der Xenotransplantation stellen.

Der *dritte Teil* versammelt Beiträge aus der Praxis, die sich den seelsorglichen Perspektiven aus der Klinik widmen. Durch den direkten Vergleich werden Gemeinsamkeiten wie Unterschiede in der Arbeitsweise wie in den Herausforderungen schnell sichtbar. So zeigt sich etwa, dass Seelsorge oder Pastoral ein christliches Konzept ist, das auf einer spezifischen Sicht des Verhältnisses von Gott und Mensch aufruht. Zudem kann christliche Klinikseelsorge aufgrund der guten institutionellen und finanziellen Situation der Kirchen oft hauptamtlich ausgeübt werden, was bei muslimischen und jüdischen Gemeinden kaum der Fall ist. Ferner wird deutlich, dass im jüdischen und muslimischen Kontext religionsrechtliche Aspekte, die etwa die Ernährung, den Umgang mit dem Leichnam oder die Einordnung porciner Spenderorgane betreffen, eine weitaus größere Rolle spielen. Nicht zuletzt stellen sich der muslimischen Seelsorge oft auch zusätzliche Aufgaben der interkulturellen Verständigung. Der Wunsch nach Beistand und Trost ist ein zutiefst menschliches Phänomen, auf das alle Religionen in ähnlicher Weise mit der Zusage der Nähe Gottes reagieren. Sie alle betonen den besonderen Wert des menschlichen Lebens und der Gesundheit und sehen in der Xenotransplantation immer auch die Chancen.

Die katholische Theologin und Klinikseelsorgerin Heidemarie Hürten reflektiert in ihrem Beitrag „Erfahrungen aus der Klinikseelsorge im Bereich Transplantationsmedizin". Die Seelsorge hat im Klinikum die Aufgabe wie auch die Freiheit, in einer Haltung großer Offenheit auf der Station präsent zu sein, Kontaktangebote an Patientinnen und Patienten und Angehörige zu machen, sie zu begleiten, ihnen einen Raum zu eröffnen, sich auszusprechen, und eine womöglich unabwendbare Situation mitauszuhalten. Bei der Transplantation von Organen können, wie Hürten an zwei Fallbeispielen veranschaulicht, spezifische seelische Regungen auftauchen, etwa Dankbarkeit gegenüber dem Spender bzw. der Spenderin, Verantwortungsgefühl für das neue Organ,

Beschämung in der Rückschau auf das bisherige Leben, Ängste und Verunsicherungen oder eine Infragestellung der eigenen Identität angesichts der notwendigen Eingliederung von etwas Fremdem in das eigene Sein.

Zwei Hauptaufgaben der muslimischen Klinikseelsorge, die für alle Personen im Klinikbereich ansprechbar ist, sind Gespräche mit Patienten und Patientinnen und Angehörigen, u. a. auch zur spezifischen Auslegung religiöser Vorschriften für Kranke, sowie die Durchführung von Ritualen. Hinzu kommen häufig noch Aufgaben der interkulturellen Vermittlung und Übersetzung, die aber schnell zu Rollenkonflikten führen können, so die beiden ehrenamtlichen Frankfurter Klinikseelsorger Rabia Bechari und Ahmed Douirani in ihrem Beitrag zur „Klinikseelsorge aus muslimischer Sicht", in dem sie „praktische Erfahrungen und ihre Relevanz für die Xenotransplantation" reflektieren. Mit Blick auf eine etwaige Einführung der Xenotransplantation betonen sie, dass es auf solche neuen Fragen aus islamischer Sicht keine einfachen Antworten gibt und dass stets der Grundsatz, das Leben zu erhalten, die verbindliche Richtschnur bildet. Insgesamt sei der medizinische Fortschritt als Segen anzusehen.

Das medizinethische Nachdenken im Judentum, das auf eine lange Tradition zurückblicken kann, betont die besondere Bedeutung der Pflicht, das Leben und damit auch die Gesundheit zu erhalten, die in der Maxime *Pikuach Nefesch* in komprimierter Form zum Ausdruck kommt. Die Einschätzung von Organtransplantationen ist bei rabbinischen Autoritäten uneinheitlich. Meist wird sie auch infolge der großen Fortschritte als erlaubt oder wünschenswert eingestuft, wie die beiden Wiener Klinikseelsorger Eva und Willy Weisz in ihrem Beitrag „Transplantation, aber jüdisch korrekt. Reflexionen basierend auf rund 3500 Jahren bio- und medizinethischer Tradition" ausführen. Auch gegen die Verpflanzung tierischer Organe oder Gewebe ergeben sich aus der jüdischen Lehrtradition keine grundsätzlichen Bedenken. Insbesondere stellen die porcine Herkunft und die gentechnische Veränderung der Spendertiere keine besonderen Probleme dar. Insgesamt werden schnelle Fortschritte bei der Xenotransplantation als wünschenswert angesehen. Was die jüdische „Patientenbetreuung" im Krankenhaus (so die statt „Seelsorge" gebrauchte Bezeichnung) betrifft, bestehen die Aufgaben vor allem in der rabbinischen Auskunft und Betreuung für Patientinnen, Patienten, Angehörige und Personal sowie darin, die Umgebung im Spital gemäß den spezifischen Anliegen, Bedürfnissen und Wünschen von Patientinnen und Patienten jüdischen Glaubens zu gestalten.

Die katholische Theologin Heidemarie Hürten und der evangelische Theologe Bernhard Barnikol-Oettler, die beide auf langjährige Erfahrungen in der

Seelsorge am Universitätsklinikum München-Großhadern zurückblicken können, beleuchten in ihren bewusst spekulativen Überlegungen „Ekel und Scham in der seelsorglichen Begleitung am Beispiel der Xenotransplantation", um so frühzeitig Sensibilität zu wecken. Ihr Ausgangspunkt ist die Annahme, dass der kompetente Umgang mit Gefühlen, gerade auch mit sogenannten negativen Gefühlen, eine große Bedeutung für die psychische Gesundheit besitzt. Auch wenn die Erfahrungen zeigen, dass die emotionalen Reaktionen auf eine Transplantation bei den Organempfängerinnen und Organempfängern stark variieren und dass keineswegs immer Schuldgefühle, Dankbarkeit oder Identitätskrisen zu verzeichnen sind, ist doch damit zu rechnen, dass ein Schweineherz in einer besonders starken Weise Ekel und Scham hervorrufen kann. Diese Annahme unterfüttern Hürten/Barnikol-Oettler durch einen kurzen Streifzug durch das Neue Testament und die Alltagskultur. Als Ziel der seelsorglichen Begleitung bestimmen sie die Unterstützung der Patientinnen und Patienten in ihrer Selbstakzeptanz, in ihrem Bemühen, sich mit dem neuen Organ anzufreunden.

5. Ausblick

Es gehört zum Selbstverständnis von Theologie und Kirche, die sogenannten Zeichen der Zeit zu lesen.[22] Die rasanten Fortschritte in der medizinischen Forschung im Allgemeinen und der Xenotransplantation im Besonderen zählen zu den gesellschaftlichen Entwicklungen, in denen ein großes Humanisierungspotenzial steckt, die aber auch schnell den Einzelnen oder gesellschaftliche Gruppen überfordern, bestehende Ungleichheiten verschärfen oder neue Formen von Abhängigkeit, Zwang oder Ungerechtigkeit schaffen können.

Die Beiträge dieses Bandes wollen prospektiv die aktuelle Entwicklung und die bevorstehenden neuen Herausforderungen der Xenotransplantation für die Klinikpastoral beleuchten. Sie wollen einen Gesprächs- und Reflexionsraum eröffnen, der in den kommenden Jahren immer mehr von Bedeutung sein wird. Dabei ist eine interkonfessionelle und interreligiöse Ausrichtung notwendig.

Idealerweise gelingt es den Religionsgemeinschaften, sich frühzeitig auf die medizinischen Entwicklungen der Xenotransplantation einzustellen, indem sie religionsrechtliche Fragen diskutieren und in den Gemeinden wie in den medizinischen Fachkreisen publik machen, die Diskussion über die Kriterien für die Zuteilung menschlicher und tierischer Organe proaktiv mitgestalten und vor

22 Vgl. *Ostheimer*, Zeichen der Zeit lesen.

allem pastorale Angebote der Begleitung und Unterstützung entwickeln. Hier sollten der Austausch haupt- und ehrenamtlicher Klinikseelsorger und -seelsorgerinnen, die im Bereich der Transplantationsmedizin tätig sind, initiiert und gefördert sowie spezifische Fortbildungsangebote zur Xenotransplantation geschaffen werden, so dass die pastoralen Fachkräfte vor Ort gut vorbereitet sind, um xenotransplantierte Patientinnen und Patienten kompetent zu begleiten.

Literatur

Beckmann, Jan, Menschliche Identität und die Transplantation von Zellen, Geweben und Organen tierischer Herkunft, in: Jahrbuch für Wissenschaft und Ethik, Bd. 5, Berlin 2000, 169–182.

Beckmann, Jan/Brem, Gottfried/Eigler, Friedrich-Wilhelm u. a., Xenotransplantation von Zellen, Geweben oder Organen. Wissenschaftliche Entwicklungen und ethisch-rechtliche Implikationen, Berlin/Heidelberg 2000.

Bock, Dennis/Handke, Emilia, Deutungsassistenz. Empirische Analysen zur Rolle der Krankenhausseelsorger*innen im säkularen Kontext, in: Wege zum Menschen 74 (2022), 20–33.

Böhle, Fritz, Erfahrungswissen. Wissen durch objektivierendes und subjektivierendes Handeln, in: Bolder, Axel/Dobischat, Rolf (Hg.): Eigen-Sinn und Widerstand. Kritische Beiträge zum Kompetenzentwicklungsdiskurs, Wiesbaden 2009, 70–88.

Cooper, D.K./Keogh, A.M./Brink, J. u. a., Report of the Xenotransplantation Advisory Committee of the International Society for Heart and Lung Transplantation. The present status of xenotransplantation and its potential role in the treatment of end-stage cardiac and pulmonary diseases, in: Journal of Heart and Lung Transplantation 19 (2000), 1125–1165.

Cowan, Peter J./Tector, Alfred J., The Resurgence of Xenotransplantation, in: American Journal of Transplantation 17 (2017), 2531–2536.

Deusel, Antje Yael, Xenotransplantation aus jüdischer Perspektive, in: Sautermeister, Jochen (Hg.): Tierische Organe in menschlichen Körpern. Biomedizinische, kulturwissenschaftliche, theologische und ethische Zugänge zur Xenotransplantation, Paderborn 2018, 283–295.

Ebner, Katharina/Ostheimer, Jochen/Sautermeister, Jochen, The role of religious beliefs for the acceptance of xenotransplantation. Exploring dimensions of xenotransplantation in the field of hospital chaplaincy, in: Xenotransplantation 27/4 (2020), e12579 [https://doi.org/10.1111/xen.12579].

Evangelische Kirche in Deutschland/Sekretariat der Deutschen Bischofskonferenz (Hg.), Xenotransplantation. Eine Hilfe zur ethischen Urteilsbildung. Vorbereitet von einer Arbeitsgruppe im Auftrag des Kirchenamtes der

Evangelischen Kirche in Deutschland und des Sekretariats der Deutschen Bischofskonferenz (Gemeinsame Texte 13), Hannover/Bonn 1998.

Fishman, Jay A., Infection in Xenotransplantation. Opportunities and challenges, in: Current Opinion in Organ Transplantation 24/5 (2019), 527–534.

Halter, Hans, Xenotransplantation aus ethischer Sicht, in: Münk, Hans (Hg.): Organtransplantation. Der Stand der ethischen Diskussion im interdisziplinären Kontext, Freiburg i. Ue. 2002, 174–245.

Ilkilic, Ilhan/El Maaroufi, Asmaa, Xenotransplantation. Aspekte und Reflexionen aus islamischer Perspektive, in: Sautermeister, Jochen (Hg.): Tierische Organe in menschlichen Körpern. Biomedizinische, kulturwissenschaftliche, theologische und ethische Zugänge zur Xenotransplantation, Paderborn 2018, 297–310.

Klinikum der Universität München, Biology of xenogenic cell and organ transplantation – from bench to bedside, in: https://www.klinikum.uni-muenchen.de/SFB-TRR-127/de [abgerufen am 1.12.2022].

Längin, Matthias/Mayr, Tanja/Reichart, Bruno u. a., Consistent success in life-supporting porcine cardiac xenotransplantation, in: Nature 564/7736 (2018), 430433.

Ludwig, Barbara/Ludwig, Stefan/Steffen, Anja u. a., Favorable outcome of experimental islet xeontransplantation without immunosuppression in a nonhuman primate model of diabetes, in: Proceedings of the National Academy of Sciences of the United States of America 114/44 (2017), 11745–11750.

Mathieu, Richard, Jewish ethics and xenotransplantation, in: Xenotransplantation 23/4 (2016), 258–268.

Moos, Thorsten/Ehm, Simone/Kliesch, Fabian u. a., Ethik in der Klinikseelsorge. Empirie, Theologie, Ausbildung, Göttingen 2016.

Nassehi, Armin/Saake, Irmhild, Die Religiosität religiöser Erfahrung. Ein systemtheoretischer Kommentar zum religionssoziologischen Subjektivismus, in: Pastoraltheologie 93 (2004), 64–81.

Organspende-info, in: https://www.organspende-info.de/zahlen-und-fakten/statistiken [abgerufen am 14.05.2023].

Ostheimer, Jochen, Zeichen der Zeit lesen. Erkenntnistheoretische Bedingungen einer praktisch-theologischen Gegenwartsanalyse, Stuttgart 2008.

Parsons, Talcott, Psychische Krankheit und „geistliche Malaise“. Die Rolle des Psychiaters und des Seelsorgers, in: Parsons, Talcott, Sozialstruktur und Persönlichkeit, Frankfurt a. M. 1968, 367–407.

Platt, Jeffrey L./Cascalho, Marilia/Piedrahita, Jorge A., Xenotransplantation. Progress along paths uncertain from models to application, in: ILAR Journal 59/3 (2018), 286–308.

Reichart, Bruno/Längin, Matthias/Radan, Julia u. a., Pig-to-non-human primate heart transplantation. The final step toward clinical xenotransplantation?, in: Journal of Heart and Lung Transplantation 39/8 (2020), 751–757.

Reichart, Bruno/Niemann, Heiner/Chavakis, Triantafyllos u. a., Xenotransplantation of porcine islet cells as a potential option for the treatment of type 1 diabetes in the future, in: Hormone and Metabolic Research 47/1 (2015), 31–35.

Reichert, Bruno/Wolf, Eckhard, Aktueller Stand und Zukunftsperspektiven der xenogenen Herztransplantation. Konzeptplan für eine klinische Pilotstudie mit genmodifizierten Schweineherzen, in: Kögel, Johannes/Marckmann, Georg (Hg.), Xenotransplantation als gesellschaftliche Herausforderung. Die Münchner Bürgerkonferenz: Hintergründe – Verfahren – Ergebnisse – Reflexionen, Paderborn 2021, 9–20.

Roser, Traugott (Hg.), Handbuch der Krankenhausseelsorge, 5., überarb. u. erw. Aufl., Göttingen 2019.

Sammet, Kornelia/Steffens, Tomas, Die Professionalisierung der Seelsorge am Beispiel der evangelischen Krankenhausseelsorge. Eine soziologische Perspektive, in: Zeitschrift für Religionswissenschaft 13/1 (2005), 61–80.

Sautermeister, Jochen (Hg.), Tierische Organe in menschlichen Körpern. Biomedizinische, kulturwissenschaftliche, theologische und ethische Zugänge zur Xenotransplantation, Paderborn 2018.

Science Media Center, Lehren aus der ersten Xenotransplantation, in: https://www.sciencemediacenter.de/alle-angebote/rapid-reaction/details/news/lehren-aus-der-ersten-xenotransplantation-eines-schweinherzens [abgerufen am 14.05.2023].

Schicktanz, Silke, Organlieferant Tier? Medizin- und tierethische Probleme der Xenotransplantation, Frankfurt a. M./New York 2002.

Theoretische Rahmung

Jochen Ostheimer

Szenarien in der Medizinethik

Die Bedeutung des Narrativen in der Xenotransplantationsforschung

1. Die kulturelle Einbettung von Medizin

Medizinische Handlungen sind als soziale Handlungen zu begreifen. Sie sind in ihrem subjektiven Sinn auf das Verhalten anderer, auf deren Handlungen, Wahrnehmungen, Affekte oder Erwartungen bezogen.[1] Sie finden somit innerhalb eines gegebenen kulturellen Bedeutungsgefüges statt und erhalten dadurch ihre Sinnbestimmungen. Das kulturelle Bedeutungsgewebe ist ein semiotisches „System, mit dessen Hilfe die Menschen ihr Wissen vom Leben und ihre Einstellungen zum Leben mitteilen, erhalten und weiterentwickeln"[2]. Es konstituiert sich durch verschiedenartige Zeichen, wozu die natürliche wie die verschiedenen Fachsprachen zählen, ferner Gesten und Gebärden, Kleidung und Mode, Architektur, die Anordnung und Ausgestaltung von Räumen, beispielsweise mit oder ohne Kreuz bzw. Kruzifix. Ebenso besitzen Rollenmarkierungen und Statussymbole wie etwa der weiße Arztkittel, der Priesterkragen oder die Kippa spezifische Bedeutungen, indem sie besondere Kompetenzen und Autorität zuweisen.[3] Desgleichen hält das Rechtswesen symbolische

---

1 Vgl. *Weber*, Wirtschaft und Gesellschaft, I, § 1.

2 *Geertz*, Dichte Beschreibung, 46.

3 Der Priesterkragen beispielsweise ist nur vor dem Bedeutungshintergrund des Christentums verständlich. Er verweist auf die spezifische Unterscheidung zwischen geweihten und nichtgeweihten Christen und darin wieder auf die besonderen seelsorglichen Qualifikationen bzw. Tätigkeiten der Amtsträger. Innerhalb des Sozialsystems Krankenhaus wird damit deutlich gemacht, dass die jeweilige Person nicht zum medizinischen, pflegerischen, technischen oder administrativen Personal gehört und damit auch (weitgehend) außerhalb dienstlicher Weisungshierarchien steht, aber als Krankenhausseelsorger über spezifische Kompetenzen verfügt und bestimmte Aufgaben übernimmt. All dies muss nicht eigens erklärt werden, sondern ist im kulturellen Wissen verankert. Unklarheiten und Schwierigkeiten entstehen, wenn dieses Wissen nicht mehr allgemein verbreitet ist oder wenn die Rolle verändert wird, etwa nichtgeweihte Fachkräfte, denen dieses Rollen- und Statussymbol nicht zusteht, in der Krankenhausseelsorge wirken.

Markierungen bereit, die etwa in Form von Arbeitsunfähigkeitsbestätigungen eine spezifische Bedeutung in gesellschaftlichen Handlungszusammenhängen konstituieren. Auch Essgewohnheiten sind Teil der kulturellen Bedeutungswelt und können, wie die jüdischen und islamischen Speisevorschriften oder das Brauchtum in der Weihnachts- und Osterzeit zeigen, tief in den Alltag hineinwirken.

Medizinische Praxis und Forschung wie etwa die Xenotransplantation muss stets damit rechnen, auf eine Vielfalt an kulturell geprägte Vorstellungen und Erwartungen zu stoßen. Zu diesen zählt etwa die Rolle des Tieres. Die Verpflanzung tierischer Zellen, Gewebe oder Organe steht in dieser Hinsicht nicht allein vor Auseinandersetzungen um den moralisch richtigen Umgang mit den Versuchs- und Spendertieren.[4] Ebenso muss sie sich dazu verhalten, dass in zwei Weltreligionen, im Judentum und im Islam, das Schwein, das in der Forschung als das geeignetste Spendertier gilt, als unrein angesehen wird. Auch wenn erste Untersuchungen darlegen, dass die medizinische Nutzung von Schweineorganen keinen Verstoß gegen religionsrechtliche Vorgaben darstellt,[5] ist damit noch lange nicht sichergestellt, dass jüdische bzw. muslimische Patientinnen und Patienten oder ihr soziales Umfeld ein solches kognitives Urteil auch emotional in ihr Selbstbild einbinden (können). Des Weiteren ist im Blick zu behalten, dass die medizinische Nutzung von Tieren oder Tierbestandteilen eine lange Geschichte hat und kulturell sehr unterschiedlich aufgeladen ist, was seinen Niederschlag auch in der Belletristik gefunden hat.[6] Die im deutschsprachigen Raum wohl verbreitetste Vorstellung ist die Sorge, dass die Xenotransplantation wesensverändernd wirken könnte. Es ist mit Assoziationen zu rechnen, die diese Vorgehensweise mit Grusel-, Fantasy- und Science-Fiction-Geschichten in Beziehung setzen.

Die Forschungen zur Xenotransplantation müssen daher auch ihre kulturellen Einbettungen bearbeiten. Ebenso bedeutsam wie Abstoßungsreaktionen durch das Immunsystem sind soziale Vorbehalte oder gar Stigmatisierungen. Im Folgenden wird aus angewandt-ethischer Perspektive dargelegt, wie eine Erhellung des kulturellen Kontexts der Xenotransplantation methodisch fundiert angegangen werden kann. Den Ausgangspunkt bildet ein interreligiöses Expertengespräch mit Krankenhausseelsorgerinnen und -seelsorgern zu

---

4 Vgl. *Ostheimer*, Wert des Tieres.

5 Vgl. *Ilkilic/El Maaroufi*, Xenotransplantation; *Deusel*, Xenotransplantation aus jüdischer Perspektive; *Mathieu*, Jewishethics and xenotransplantation.

6 Vgl. etwa *Bulgakow*, Hundeherz.

theologisch-ethischen, psychosozialen und pastoralpsychologischen Fragen der Xenotransplantation, bei dem in einer Art Zukunftswerkstatt mögliche Reaktionen von Patientinnen und Patienten und Angehörigen prospektiv vorweggenommen wurden.[7]

2. Der Zugang zu Sinnwelten: ein transdisziplinärer Forschungsansatz

Welche Bedeutung der Empfang xenogener Organe entfaltet, hängt wesentlich von der Vorstellungswelt der jeweiligen soziokulturellen Gruppe ab. Um die kulturellen Facetten der Xenotransplantation hermeneutisch zu erschließen, kann sich daher der transdisziplinäreAustausch mit nichtwissenschaftlichen Akteuren als fruchtbar erweisen, weil diese über spezifische Wissens- oder Handlungsformen und insbesondere über privilegierte Zugänge zu relevanten Sinnwelten verfügen.

Transdisziplinarität ist von Multi- und Interdisziplinarität zu unterscheiden. In einem multidisziplinären Forschungsprojekt arbeiten mehrere Wissenschaftsdisziplinen zusammen und tragen dabei aus ihrer jeweiligen Binnenperspektive Teilergebnisse bei, die dann, so zumindest das Ziel, ein großes Ganzes ergeben. Im Unterschied dazu werden bei einem interdisziplinären Projekt Methoden weiterentwickelt, sodass sie die Disziplinen in bestimmten Hinsichten verbinden und quer zu diesen liegende Problemstellungen effektiv zu bearbeiten ermöglichen. Gleichwohl bleibt die disziplinäre Herkunft erhalten. Beim transdisziplinären Arbeiten wiederum werden bestehende disziplinäre Methoden, Paradigmen, Rationalitätstypen und Erkenntnisziele problemspezifisch abgewandelt und kombiniert, so dass ein neues Design entsteht, das allerdings vom Entstehen neuer Paradigmen oder (Sub-)Disziplinen zu unterscheiden ist. Die Zusammenarbeit mehrerer Disziplinen erfolgt problembezogen. Sie soll institutionell gesehen weder „‚fest‘, eben zu einer neuen

---

7 An dem Fachgespräch, das am 11.10.2018 im Rahmen des DFG-Sonderforschungsbereichs Transregio 127 „Biologie der xenogenen Zell- und Organtransplantation" (*Klinikum der Universität München*, Biology of xenogenic cell, in: www.klinikum.uni-muenchen.de/SFB-TRR-127/de/index.html) geführt wurde, nahmen sieben haupt- und ehrenamtlich tätige Klinikseelsorger und Klinikseelsorgerinnen mit langjähriger Praxiserfahrung teil. Sie gehörten der katholischen und der evangelischen Kirche, dem Judentum sowie dem Islam an und stammten aus Deutschland und Österreich. Zu den Ergebnissen vgl. *Ebner/Ostheimer/Sautermeister*, Role of religious beliefs.

Interdisziplin werden“[8], noch ist es das Ziel transdisziplinärer Vernetzung, die bestehenden Fächer aufzulösen; sie werden vielmehr nach wie vor vorausgesetzt. Transdisziplinarität ist daher eher die Eigenschaft eines Forschungsprojekts oder einer Forschungspraxis als einer Forschungsrichtung oder Theorie.

Kennzeichnend für transdisziplinäre Forschungsprogramme ist der Einbezug außerwissenschaftlicher Perspektiven, insbesondere die Beteiligung von Betroffenen. Denn sie sind die Experten ihrer Lebenswelt, in der die zu bearbeitenden Probleme auftauchen. Die Beachtung ihrer Ansichten und Vorstellungen ist für die erfolgreiche Entwicklung einer neuen Praxis meist ein Schlüsselfaktor.

Daher wurde in dem Forschungsprojekt zu theologisch-ethischen und pastoraltheologischen Aspekten der Xenotransplantation, das den Ausgangspunkt der vorliegenden Überlegungen bildet, ein Expertengespräch mit Klinikseelsorgern durchgeführt. Sie wissen aus ihrer langjährigen Erfahrung, mit welchen kulturell geprägten kognitiven und emotionalen Rahmungen Patientinnen und Patienten und Angehörige die existenzielle Situation einer lebensbedrohlichen Erkrankung, die zugleich erlösende wie zur Entscheidung herausfordernde Botschaft einer Behandlungsmöglichkeit und das Schwanken zwischen Hoffen und Zweifeln nach der erfolgten Transplantation wahrnehmen bzw. in Worte fassen.

Eine transdisziplinäre Forschung wie der DFG-Sonderforschungsbereich zur Xenotransplantation ist eine „problemorientierte“ Forschung, die sich sowohl von Grundlagen- als auch von anwendungsorientierter Forschung unterscheidet. „Während die Grundlagenforschung, deren Modell das Wissen um seiner selbst ist, auf kein anderes Stimulanz als das der Forschung selbst antwortet“[9], ist die anwendungsorientierte Forschung am Ziel der Nutzanwendung ausgerichtet und dient dazu, bestehendes Wissen für Produktionsprozesse im weiteren Sinn fruchtbar zu machen. In doppelter Abgrenzung dazu ist „die problemorientierte Forschung […] auf Probleme zentriert, die im Bereich der Gesellschaft entstehen“[10], zugleich drängend sind und sich nicht nach den bestehenden Disziplinen richten. Ein solches Problem ist der Mangel an Spenderorganen, der zur Folge hat, dass jährlich mehrere Tausend Patientinnen und

---

8 *Mittelstraß,* Die Häuser des Wissens, 45; vgl. *Mittelstraß*, 29–48; *Mittelstraß*, Der Flug der Eule, 60–88; *Mittelstraß*, Transdisziplinarität; *Jaeger/Scheringer*, Transdisziplinarität.

9 *Bechmann/Frederichs*, Problemorientierte Forschung, 48.

10 *Bechmann/Frederichs*, Problemorientierte Forschung, 48; vgl. *Mittelstraß*, Die Häuser des Wissens, 30.

Patienten versterben, während sie auf eine Transplantation warten. Die problemorientierte Forschung reagiert auf ein öffentliches Anliegen. Dadurch wird sie zumeist in den politischen Entscheidungsdruck hineingezogen und muss oft auf bloß vorläufiger Basis Ergebnisse oder Einschätzungen präsentieren.

Mit Blick auf diesen Wissensbedarf dienen vorwegnehmende Laborversuche, Computersimulationen oder wie im vorliegenden Fall Szenarien dazu, den Bereich relevanten Wissens und relevanter Bedeutungen exemplarisch auszuleuchten, um so den politisch-gesellschaftlichen Entscheidungsraum zu klären und gesellschaftliche Lernprozesse zu fördern. Derartige Antizipationen berühren unweigerlich normative und evaluative Aspekte. Sie gehen etwa der Frage nach, ob bestehende Regeln ausreichen oder vielleicht auch kontraproduktive Wirkungen entfalten, mithin ob sie zu überarbeiten, zu ergänzen oder zu ersetzen sind. Ebenso stellen sie Überlegungen an, welche Werte durch eine zukünftige Entwicklung berührt werden und wie sie im Fall einer Kollision abzuwägen sind. Die für solche problemorientierten Forschungen passende Form angewandt-ethischer Reflexion ist nicht eine abstrakte Grundlagenargumentation mit Anspruch auf Allgemeingültigkeit. Eine solche Vorgehensweise würde wegen ihrer generalisierenden Vorgehensweise die Besonderheit der konkreten Problemstellung übergehen. Die ethische Deliberation nimmt vielmehr die Form einer Beratung an. Auch wenn es in manchen Konstellationen gelingen mag, situativ einen Diskurs im Habermasschen Sinn herzustellen, d. h. ein ausschließlich an der moralisch richtigen Lösung des Problems interessiertes Gespräch unter Gleichberechtigten, in dem allein das bessere Argument zählt, bleibt doch der Unterschied bestehen, dass die Beteiligten unterschiedlich betroffen sind, die Forscher und Forscherinnen nicht oder nur in sehr begrenzter Weise an der Implementierung mitwirken und insbesondere nicht in dem jeweiligen Handlungsfeld tätig sind. Das Ergebnis einer Beratung ist stets abhängig von der Konturierung des jeweiligen Gegenstands, von der personellen Zusammensetzung sowie von situativen Umständen. Auch wenn es somit keinen Anspruch auf Allgemeingültigkeit erheben kann, unterliegt es gleichwohl den Ansprüchen der fachwissenschaftlichen Begründetheit, der praktischen Umsetzbarkeit, der sozialen Annehmbarkeit und der moralischen Richtigkeit und muss seine Adäquanz intersubjektiv plausibel ausweisen. Indem die besonderen Merkmale der jeweiligen Konstellation ausdrücklich und ausführlich dargelegt werden, können die Überlegungen aus dem Beratungsprozess und mithin der Lernerfolg auch auf andere Situationen übertragen werden.

3. Szenarien: Der Zukunft ein Bild geben

Die Forschung zur Transplantation xenogener Organe befindet sich noch in der vorklinischen Phase. Während bei der Verpflanzung tierischer Zellen und Gewebe erste Erfolge zu verzeichnen sind, wird mit ersten Organübertragungen in den kommenden Jahren gerechnet. Wissenschaftliche Aussagen über die Zukunft können zwei Formen annehmen. Eine Gestalt wissenschaftlicher Thematisierung der Zukunft ist die Prognose. Prognosen machen Vorhersagen, wie sich etwas mit einer bestimmten Wahrscheinlichkeit entwickeln wird, etwa das Wetter in den kommenden vier Tagen. Prognosen schreiben auf der Basis empirischer Kenntnisse und wissenschaftlich fundierter Gesetzmäßigkeiten ein bekanntes Geschehen in die Zukunft fort. Dies ist in der Regel umso schwieriger, je weniger streng die betreffenden Gesetzmäßigkeiten greifen, je komplexer das beschriebene System ist, je detaillierter die Vorhersage ausfällt und je weiter in die Zukunft ausgegriffen wird.[11]

Von Prognosen methodologisch zu unterscheiden sind Szenarien. Szenarien sind nach gegebenen Kriterien entwickelte hypothetische Zukunftsbilder oder Modellwelten, die konsistent und plausibel sein müssen, während ihre Wahrscheinlichkeit offengelassen werden kann.[12] Sie sind inhaltlich begrenzt, sie behandeln nur ein bestimmtes Handlungsfeld oder beachten nur ausgewählte Parameter. Gleichwohl sind sie in dem Sinn umfassend, dass sie den Blick auf ein Themenfeld und nicht nur auf einen einzelnen Faktor richten. Sie können sich auf technische Innovationen, auf politische Planungen, auf militärische Optionen, auf unternehmerische Strategien, auf zukünftige Umweltbedingungen oder eben auch auf den medizinischen Fortschritt beziehen.

Ganz grundlegend dienen Szenarien der Informationsvermittlung und -verarbeitung sowie der Willensbildung und der Vorbereitung von Entscheidungen und fördern damit die Rationalisierung des Handelns. Sie bringen die Beteiligten in die Position künftig Betroffener und fordern sie dazu auf, auf der Basis

---

11 Wie diese vier Kriterien zusammenwirken, ist im Einzelfall zu bestimmen. So ist beispielsweise die astronomische Vorhersage, dass sich die Sonne zu einem roten Riesenstern aufblähen wird, sehr sicher, auch wenn sie sich auf einen Zeitraum in fünf bis sieben Mrd. Jahren bezieht. Diese Sicherheit erkauft sie sich durch ihre sehr geringe Detailschärfe.

12 Vgl. etwa *Kahn/Wiener*, The Year 2000; *Schwartz*, The art of the long view; *Wilms*, Szenariotechnik; *Gabriel*, A Scientific Enquiry; *Buchholz*, Wem gehört die Zukunft; *Ostheimer*, Den eigenen Untergang erzählen.

inszenierter und somit virtueller Erfahrungen und Einsichten klug und verantwortungsbewusst die Gestaltung der Zukunft in Angriff zu nehmen.

Die Grundrichtungen in der Arbeit mit Szenarien lassen sich anhand zweier Unterscheidungen klassifizieren.[13] Eine Unterscheidung differenziert zwischen explorativen und normativen Ansätzen. Explorative Szenarien legen mögliche zukünftige Verläufe vor, indem sie verschiedene Bedingungen und Ausgangsannahmen variieren. Auf diese Weise zeigen sie Alternativen auf, arbeiten entscheidende Weggabelungen heraus oder machen Chancen und Risiken deutlich. Im Unterschied dazu beschreiben normative Szenarien eine gewünschte oder geplante Zukunft und skizzieren mögliche Wege dorthin. Sie regen zu einer Diskussion über erstrebenswerte Ziele an und ermöglichen es, über geeignete Strategien nachzudenken, Maßnahmen zu modellieren und ihre Konsequenzen abzusehen und zu beurteilen. Im hier als Bezugspunkt zugrunde liegenden klinikpastoralen Fachgespräch wurden Elemente eines normativen Szenarios genutzt. Die Zukunft, die klinische Anwendung der Xenotransplantation, war vorgegeben. Das Ziel der Experten- und Expertinnendiskussion bestand darin, ihre Wünschbarkeit und soziale Akzeptabilität mit Blick auf bestimmte Bevölkerungsgruppen zu erwägen. Dazu wurden u. a. erwartbare emotionale Reaktionen und mögliche Auswirkungen auf das Selbstbild der Betroffenen ermittelt sowie der Bezug auf religiöse Leitbilder wie die Heiligkeit des Lebens oder Vorstellungen des guten Lebens und des guten Sterbens reflektiert. Auf dieser Basis wurde in einer ersten Abschätzung der klinikseelsorgliche Handlungsbedarf erhoben. Prospektiv betrachtet können sich normative Szenarien auch für die Entwicklung von Weiterbildungsangeboten als hilfreich erweisen. Denn sie ermöglichen es, passende Handlungsweisen oder auch nötige Wissensangebote abzuschätzen.

Daneben wird zwischen quantitativen und qualitativen Szenarien unterschieden. Im ersten Fall werden vorab die entscheidenden Faktoren in einer möglichst begrenzten Anzahl festgelegt, um durch die Veränderung von Variablen quantitativ verschiedene Verläufe zu erzeugen. In der qualitativen Vorgehensweise, der auch das vorliegende Fachgespräch zuzuordnen ist, richtet sich der Blick eher auf Details, Abstufungen und Nuancen, auf Unterschiede in den Eigenschaften wie etwa der Zugehörigkeit zu einer Altersgruppe, zu einem soziokulturellen Milieu oder zu einer Religionsgemeinschaft. In einer solchen

13 Vgl. *Van Notten u. a.*, An updated scenario typology, 429; *Börjeson/Höjer u. a.*, Scenario types and techniques, 725–730; *Kosow/Gaßner*, Methods of future and scenario analysis, 30–35; *Boettcher/Gabriel/Low*, Solar Radiation Management, 6 f.

Vorgehensweise kommen nicht Computermodellierungen zum Einsatz, sondern Erzählungen im weiteren Sinn. Für den Klinikalltag ist nicht ausschlaggebend, wie viele Personen welcher Glaubensgemeinschaft angehören, sondern welche Weltsichten, welche Selbstverständnisse und Selbstverständlichkeiten, welche Befindlichkeiten zur Person des Patienten bzw. zur Person der Patientin gehören und somit den Krankenhausaufenthalt prägen, ihm eine Gestimmtheit und eine Bedeutung geben. All diese Aspekte, die den Behandlungsprozess mit beeinflussen, lassen sich nur in dichten Beschreibungen fassen, nicht in Statistiken und auch nicht in einer schematischen religionskundlichen Übersicht. In diesem Sinn sind Erzählungen und Geschichten unersetzbar.[14]

4. Zukunft erzählen

Gerade wenn Szenarien für die gesellschaftliche Selbstverständigung entwickelt werden, kommt es darauf an, dass sie eine geeignete narrative Gestalt annehmen. Es genügt nicht, Sachverhalte wie die Verträglichkeit genetisch veränderter Tierorgane oder Infektionsrisiken zu konstatieren, gar in mathematisierbaren Formeln darzustellen. Solche Vorhaben müssen vielmehr zu einer Erzählung verdichtet werden, um die Bedeutung der in Frage stehenden Entwicklung zu entfalten und eine Diskussion anzustoßen. Denn wie eingangs dargelegt wurde, ist Medizin nicht isoliert als ein technisches Vorgehen zu betrachten, sondern umfassend als eine kulturelle Praxis, die in spezifische Bedeutungsgewebe eingebettet ist.

Erzählungen in einem weiteren Sinn, der auch bildhafte Formen umfasst, sind „kulturelle Modi der Weltkonstruktion"[15]. Als „kognitive Werkzeuge der Sinn- und Identitätsstiftung"[16] geben sie Ereignissen Kohärenz und Bedeutung. Erzählungen vermitteln dialektisch zwischen bestehenden Selbstverständlichkeiten und Normen einerseits sowie Abweichungen und Neuerungen andererseits. Sie stellen fest, was als normal gilt, indem sie es als normal darstellen. Zugleich besitzen sie die Kraft, Veränderungen und Grenzüberschreitungen zu normalisieren, und können auf diese Weise neue Erfahrungen assimilieren.[17] Eben diese Aufgabe muss die Xenotransplantationsforschung bewältigen,

---

14 Vgl. *Taylor*, Das sprachbegabte Tier, 551.

15 *Nünning*, Wie Erzählungen Kulturen erzeugen, 18.

16 *Nünning*, Wie Erzählungen Kulturen erzeugen, 18; vgl. *Nünning*, Wie Erzählungen Kulturen erzeugen, 41 f.; *Bruner*, Sinn, 81–108; *MacIntyre*, After virtue, 204–225.

17 Vgl. *Nünning*, Wie Erzählungen Kulturen erzeugen, 43.

wenn die (vor)klinischen Studien in eine gängige, gesellschaftsweit akzeptierte medizinische Praxis übergeführt werden sollen – *from bench to bedside.*[18]

Narrative Szenarien sind nicht so sehr als konstative, Sachverhalte darstellende Sprechakte anzusehen, sondern als performative Sprechhandlungen. Performativa repräsentieren nicht etwas aus der außersprachlichen Welt, sondern bewirken etwas in der sozialen Welt. Die performative Äußerung tut, was sie sagt, und lässt damit die symbolische Differenz zwischen Wort und Sache kollabieren.[19] Der Schuldspruch des Richters bzw. der Richterin beispielsweise stellt die Schuld des Angeklagten bzw. der Angeklagten fest und verändert in eins damit dessen Status vom Angeklagten zum Schuldigen bzw. deren Status von der Angeklagten zur Schuldigen. Im performativen Sprechen wird ein entsprechendes Tun „aufgeführt", wodurch eine soziale Wirklichkeit konstituiert wird. Bei Szenarien ist es die Modellwelt, die so geschaffen wird. Sie gleicht einer Bühne, auf der sich die Schauspieler und Schauspielerinnen nicht nur den Inhalt ihres Sprechens, sondern ebenso die Art ihres Sprechens, ihre Bewegungen, ihre Haltungen und ihre Sichtweisen von der Inszenierung vorgeben lassen und unter den so gegebenen Bedingungen Bedeutungen offenlegen und erfahrbar machen oder Handlungsmöglichkeiten ausloten.

Im vorliegenden Fall des interreligiösen Fachgesprächs gingen Krankenhausseelsorger und Krankenhausseelsorgerinnen von ihren spezifischen Erfahrungen mit Transplantationspatientinnen und Transplantationspatienten und deren Angehörigen, ihren weiteren Aufgaben und Einbindungen im Krankenhaus sowie den religiösen Vorstellungen, Gewohnheiten, Erwartungen und Verpflichtungen der Patienten und Patientinnen aus und „extrapolierten" sie auf eine künftige Situation einer Xenotransplantation. Auf diese Weise wurden versuchsweise Patienten- und Patientinnengespräche vorweggenommen. Das Ziel bestand zum einen darin, die beteiligten Seelsorger und Seelsorgerinnen für eine mögliche neue Situation zu sensibilisieren. Zum anderen sollen auf der Basis solcher inszenierter Erfahrungen Handreichungen oder Weiterbildungskonzepte für den Umgang mit Xenotransplantationen erstellt werden. Die große Stärke narrativer Szenarien besteht also darin, wie dieses Beispiel

18 So das Motto des DFG-Sonderforschungsbereichs Transregio 127 „Biologie der xenogenen Zell- und Organtransplantation".

19 Vgl. *Austin*, Performative Äußerungen; *Austin*, Zur Theorie der Sprechakte, 153–165; *Krämer*, Sprache, Sprechakt, Kommunikation, 135–153; *Krämer*, Sprache, Stimme, Schrift.

zeigt, Neues aus Bekanntem entstehen zu lassen und mögliche Haltungen und Handlungen tentativ zu antizipieren.[20]

Der performativen Qualität von Szenarien kommt somit eine erhebliche Bedeutung zu. Neben dem sachlichen Gehalt, dem „Was“, ist daher den narrativen Aspekten, dem „Wie“, eine große Aufmerksamkeit zu widmen. Insbesondere folgende Merkmale machen die besondere Qualität von Narrativen im Unterschied zu den wissenschaftlich üblichen Darstellungsformen aus.

Narrative stellen nicht Sachverhalte dar, sondern lassen eine Handlung sich vollziehen. Sie betonen nicht so sehr die Sachebene, sondern die Handlungsträger mit ihren unterschiedlichen Wertvorstellungen und Wirklichkeitssichten. Es ist daher bei der Analyse bzw. Konzeption von Szenarien herauszuarbeiten, welche Akteure sie in welcher Rolle auftreten lassen, welche Perspektiven sie aufgreifen und wie sie sie werten, welche neuen Sichtweisen und Denkräume sie eröffnen oder welche Wirkungen sie anzielen bzw. erreichen. Narrative Szenarien thematisieren Entwicklungen nicht primär als Kette zeitlich und/oder kausal verknüpfter Ereignisse, sondern als soziales Handeln, d. h. als ein Geschehen, das mit einem subjektiven Sinn verbunden ist, das von Absichten und Motiven getragen, mithin final strukturiert, ist. Diese Sinnvorstellungen hermeneutisch zu erschließen, ist eine der großen Aufgaben narrativer Szenarien. Szenarien, die eine erzählerische Gestalt besitzen, können sehr viel leichter als eine tabellarische Datenübersicht einen Resonanzraum eröffnen. In einem solchen Rahmen können Gefühle, Selbstbilder, moralische Bedenken oder religiöse Vorstellungen zum Ausdruck kommen, mithin die Faktoren, die sowohl für die gesellschaftliche Akzeptanz einer neuen Verfahrensweise wie der Xenotransplantation als auch für die Mitwirkungsbereitschaft des jeweiligen Patienten und der jeweiligen Patientin und seiner und ihrer Angehörigen entscheidend sind.

Erzählungen müssen zum Adressatenkreis passen, nicht nur um verstanden zu werden, sondern insbesondere, wenn sie beim Empfänger etwas bewegen sollen.[21] Narrative sind wie Zeichenordnungen und Zeichenverwendungen allgemein soziokulturell eingebettet. Die Kontextverankerung erfolgt über die Referenz. Symbolsysteme weisen drei referentielle Bezüge auf, aus deren Zusammenspiel sich kulturell geprägte Konfigurationen ergeben.[22] Inferenziell

---

20 Vgl. *Ricoeur*, The Creativity of Language; *Viehöver*, Menschen lesbar machen, 104–108.

21 Vgl. *Koschorke*, Wahrheit und Erfindung, 39; *Nünning*, Erzählen und Identität, 158.

22 Vgl. *Koschorke*, Wahrheit und Erfindung, 343.

sind sie auf die Eigenvorgaben des Zeichensystems bezogen, etwa auf Lexik, Syntax und Semantik natürlicher Sprachen oder auf die literarischen Gattungen und Formen, die für eine Kultur oder ein Wissenssystem charakteristisch sind.[23] Narrative sind nicht nur in ihrem Inhalt, sondern bereits in ihrer Form bedeutungsgenerierend. Erzähltechniken und Darstellungsverfahren bleiben dem Inhalt nicht äußerlich, sondern wirken an der Erzeugung oder Festigung kollektiver Vorstellungen wie gängiger Selbstverständnisse oder richtiger Verhaltensweisen mit.[24] Die Bezugnahme auf außersprachliche Gegebenheiten in der Sachdimension wird unter dem Begriff der Objektreferenz gefasst. In der alltagssprachlichen Kommunikation richtet sich die Aufmerksamkeit für gewöhnlich vor allem auf diesen Aspekt. Ob ein Zuhörer etwas für relevant hält, hängt auf der Sachebene davon ab, ob sich eine Resonanz mit eigenen Erfahrungen, Wünschen und Wertvorstellungen, mit dem eigenen Weltbild und mit dem etablierten kulturellen Wissen einstellt. Schließlich ist eine Symbolverwendung oder auch ein ganzes Zeichensystem in einen intersubjektiven Kontext eingebettet und besitzt eine Sozialreferenz. Wenn auf der kommunikativen Ebene eine Nähe zur Erzählerin und zum Erzähler besteht, stärkt dies erheblich die Bereitschaft zu Empathie und damit die Bereitschaft, dem jeweiligen Inhalt eine Bedeutsamkeit zuzumessen.

Diese drei Dimensionen der Referenz sind beim Entwerfen bzw. Interpretieren narrativ gestalteter Szenarien zu beachten. In jeder Erzählung wird „ein *common ground* abgesteckt, der das unausgesprochen Selbstverständliche, die Vorverständigungen und den Wertungshorizont einer bestimmten Gruppe oder Gesellschaft umfasst"[25]. Daher müssen Szenarien, die der gesellschaftlichen Selbstreflexion und Selbstverständigung dienen sollen, für verschiedene kulturelle Gruppen womöglich unterschiedlich gestaltet sein. Denn Kulturen haben ihre spezifischen narrativen Repertoires.[26] So kann das Reden über Krankheit, Sterben oder Heilung je nach religiös-kultureller Prägung unterschiedliche Gestalten annehmen.

---

23 Für die Rechtswissenschaft, um ein Beispiel zu nennen, wären dies insbesondere Gesetz, Kommentar und Fallbeispiel.

24 Vgl. *Nünning*, Wie Erzählungen Kulturen erzeugen, 29–31.36.

25 *Koschorke*, Wahrheit und Erfindung, 90; vgl. *Viehöver*, Menschen lesbar machen, 78–82.

26 Vgl. *Nünning*, Wie Erzählungen Kulturen erzeugen, 36–39.

5. Kluge Ratschläge

Die Zukunft gedanklich vorwegzunehmen, um sich gezielt auf sie vorzubereiten, ist eine weit verbreitete gesellschaftliche Handlungsform und ein Zeichen von Klugheit. In den praktischen, also handlungs- und lebensweltbezogenen Fächern der Theologie finden sich dazu verschiedene methodische Ansätze, u. a. der Dreischritt Sehen, Urteilen, Handeln bzw. Kairologie, Kriteriologie, Praxeologie, den P.M. Zulehner im Bereich der Pastoraltheologie systematisch dargestellt hat.[27] Diese Vorgehensweise kann, wie Zulehner darlegt, im Sinn einer „pastoralen Futurologie" auch auf die Zukunft bezogen werden. In einer pastoralfuturologischen Kairologie wird zeitdiagnostisch erhoben, welche großen transformativen Herausforderungen auf die Gesellschaft zukommen. In der pastoralfuturologischen Kriteriologie wird diskutiert, welche Sinn- und Wertvorstellungen, welche Lebens- und Gesellschaftsentwürfe die kirchliche Pastoral aus dem christlichen Glauben heraus zur Bewältigung der anstehenden Gestaltungsaufgaben anbieten kann. Die pastoralfuturologische Praxeologie analysiert, systematisiert und konzipiert zukunftsträchtige Handlungsweisen und Institutionen.[28]

Für eine pastorale Futurologie ist die Arbeit mit Szenarien von großem Wert. Diese können dabei auf unterschiedlichen Skalierungsebenen angesiedelt sein. Neben langfristigen und globalen Aufgaben wie der Herstellung einer internationalen Friedensordnung oder dem Klimaschutz[29] lassen sich auch relativ konkrete Einzelthemen wie die Verpflanzung xenogener Organe angehen. Auf diese Weise können Probleme und Chancen antizipiert werden, um so erste Handreichungen oder Weiterbildungsangebote zu entwickeln. An die auf der Grundlage szenarienbasierter Fachgespräche geführten Diskussionen kann nicht ohne Weiteres der Anspruch der Repräsentativität herangetragen werden. Dies würde schlicht die Funktion und die Arbeitsweise von Szenarien missverstehen. Auch wenn die Gestaltung des Szenarios und die Zusammensetzung des Teilnehmer- und Teilnehmerinnenkreises einen erheblichen Einfluss besitzen, lassen sich die Ergebnisse dennoch nicht als bloß zufällig einstufen. Sie sind vielmehr unter der Perspektive der Klugheit zu betrachten. Klugheit lässt sich als „diejenige erworbene Kompetenz einer Person verstehen, durch die sie sich selbst und damit ihr Handeln und Leben vernünftigerweise zu orientieren

27 Vgl. *Zulehner*, Fundamentalpastoral.

28 Vgl. *Zulehner*, Pastorale Futurologie, 34–36.

29 *Zulehner*, Pastorale Futurologie, konzentriert sich auf solche Großthemen.

vermag (und damit zugleich diejenige Kompetenz, sich selbst und anderen in dieser Hinsicht raten zu können)“[30].

Innerhalb der Modi des Normativen kommt der Klugheit eine eigenständige Bedeutung zu. Das Kluge lässt sich nicht auf die deontischen Hauptkategorien des Gebotenen, des Verbotenen und des Erlaubten zurückführen, die gleichsam nur den Handlungsrahmen oder bildlich gesprochen die Spielregeln bilden. Das Kluge ist das Ratsame, das in der neuzeitlichen Ethik weitgehend in den Hintergrund getreten ist. Ein Rat ist, wenn er hilfreich und fundiert sein soll, erfahrungsgesättigt, er ist durchdacht und durchlebt. Ferner berücksichtigt er die Umstände und die Person des Handelnden.[31] Klugheit oder, wie es bei Aristoteles heißt, *phrônesis* besteht nicht darin, kluge Regeln zu befolgen.

> „Das Charakteristische des Klugen und Besonnenen ist vielmehr, dass er mit sich zu Rate geht, abwägt, die Besonderheiten der Situation sieht und damit auch beurteilen kann, wann der richtige Zeitpunkt und der richtige Ort ist, in einer bestimmten Weise aktiv zu werden. Um klug im Sinne der *phrônesis* zu sein, bedarf es also auch so etwas wie der Selbsterkenntnis, eines Wissens darum, wer man ist, wo man steht und was man kann.“[32]

Darin unterscheidet sich die *phrônesis* auch von der *technê*, die ebenfalls eine auf die Selbstorientierung bezogene dianoetische Tugend ist. Wer über die Tugend oder Kompetenz der *technê* verfügt, der weiß, wie er etwas Bestimmtes richtig macht. Die Tugend der *phrônesis* hingegen lässt erkennen, was in der jeweiligen Situation das Tunliche ist.

Szenarien in der vorgestellten Art dienen dazu, handlungspraktische Ratschläge zu entwickeln. Dazu werden gemachte und durchdachte Erfahrungen unter Rückgriff auf Theorien und fachspezifische Konzepte auf neue Situationen bezogen, die gleichwohl charakteristische Gemeinsamkeiten mit bekannten Situationen aufweisen, sodass die reflektierte Erfahrung als Ratgeber wirken kann.[33]

---

30 *Luckner*, Klugheit, 3.

31 Vgl. *Korff*, Wie kann der Mensch glücken, 49 f.

32 *Luckner*, Klugheit, 78.

33 So wurde in dem interreligiösen Fachgespräch die Empfehlung formuliert, frühzeitig ein spezifisches Weiterbildungsangebot zu entwerfen, das über das erforderliche medizinische Fachwissen hinaus auch tierethische Aspekte umfasst sowie interkulturell und interreligiös angelegt ist. Ebenso wurden eine gemeinsame Stellungnahme verschiedener Religionsgemeinschaften sowie ein Forum zur Fortsetzung des religionsübergreifenden Gesprächs vorgeschlagen; vgl. *Ebner/Ostheimer/Sautermeister*, Role of religious beliefs.

Literatur

Austin, John, Performative Äußerungen, in: Austin, John (Hg.), Wort und Bedeutung. Philosophische Aufsätze, München 1975, 245–268.

Austin, John, Zur Theorie der Sprechakte, Stuttgart [2]1979.

Bechmann, Gotthard/Frederichs, Günter, Problemorientierte Forschung. Zwischen Politik und Wissenschaft, in: ITAS-Jahrbuch 2003/2004, 43–68.

Boettcher, Miranda/Gabriel, Johannes/Low, Sean, Solar Radiation Management. Foresight for Governance. IASS Working Paper, 2016.

Börjeson, Lena/Höjer, Mattias u. a., Scenario types and techniques. Towards a user's guide, in: Futures 38/7 (2016), 723–739.

Bruner, Jerome, Sinn, Kultur und Ich-Identität. Zur Kulturpsychologie des Sinns, Heidelberg 1997.

Buchholz, Jules, Wem gehört die Zukunft? Wissen und Wahrheit im Szenario, Berlin 2019.

Bulgakow, Michail, Hundeherz, München 2002.

Deusel, Antje Yael, Xenotransplantation aus jüdischer Perspektive, in: Sautermeister, Jochen (Hg.), Tierische Organe in menschlichen Körpern. Biomedizinische, kulturwissenschaftliche, theologische und ethische Zugänge zur Xenotransplantation, Paderborn 2018, 283–295.

Ebner, Katharina/Ostheimer, Jochen/Sautermeister, Jochen, The role of religious beliefs for the acceptance of xenotransplantation. Exploring dimensions of xenotransplantation in the field of hospital chaplaincy, in: Xenotransplantation 27/4 (2020), e12579 [https://doi.org/10.1111/xen.12579].

Gabriel, Johannes, A Scientific Enquiry into the Future, in: European Journal of Futures Research 15:31 (2014).

Geertz, Clifford, Dichte Beschreibung. Beiträge zum Verstehen kultureller Systeme, Frankfurt a. M. 1987.

Ilkilic, Ilhan/El Maaroufi, Asmaa, Xenotransplantation. Aspekte und Reflexionen aus islamischer Perspektive, in: Sautermeister, Jochen (Hg.), Tierische Organe in menschlichen Körpern. Biomedizinische, kulturwissenschaftliche, theologische und ethische Zugänge zur Xenotransplantation, Paderborn 2018, 297–310.

Jaeger, Jochen/Scheringer, Martin, Transdisziplinarität. Problemorientierung ohne Methodenzwang, in: Gaia 7 (1998), 10–25.

Kahn, Herman/Wiener, Anthony, The Year 2000. A Framework for Speculation on the Next 33 Years, New York 1967.

Klinikum der Universität München, Biology of xenogenic cell and organ transplantation – from bench to bedside, in: https://www.klinikum.uni-muenchen.de/SFB-TRR-127/de [abgerufen am 18.3.2021].

Korff, Wilhelm, Wie kann der Mensch glücken? Perspektiven der Ethik, München 1985.

Koschorke, Albrecht, Wahrheit und Erfindung. Grundzüge einer allgemeinen Erzähltheorie, Frankfurt a. M. [2]2012.

Kosow, Hannah/Gaßner, Robert, Methods of future and scenario analysis. Overview, assessment, and selection criteria, Bonn 2008.

Krämer, Sybille, Sprache, Sprechakt, Kommunikation. Sprachtheoretische Positionen des 20. Jahrhunderts, Frankfurt a. M. 2001.

Krämer, Sybille, Sprache – Stimme – Schrift. Sieben Gedanken über Performativität als Medialität, in: Wirth, Uwe (Hg.), Performanz. Zwischen Sprachphilosophie und Kulturwissenschaften, Frankfurt a. M. 2002, 323–346.

Luckner, Andreas, Klugheit, Berlin/New York 2005.

MacIntyre, Alasdair, After virtue. A study in moral theory, Notre Dame 2008.

Mathieu, Richard, Jewish ethics and xenotransplantation, in: Xenotransplantation 23/4 (2016), 258–268.

Mittelstraß, Jürgen, Der Flug der Eule. Von der Vernunft der Wissenschaft und der Aufgabe der Philosophie, Frankfurt a. M. 1989.

Mittelstraß, Jürgen, Die Häuser des Wissens. Wissenschaftstheoretische Studien, Frankfurt a. M. 1998.

Mittelstraß, Jürgen, Transdisziplinarität. Wissenschaftliche Zukunft und institutionelle Wirklichkeit, Konstanz 2003.

Nünning, Ansgar, Wie Erzählungen Kulturen erzeugen. Prämissen, Konzepte und Perspektiven für eine kulturwissenschaftliche Narratologie, in: Strohmaier, Alexandra (Hg.), Kultur – Wissen – Narration. Perspektiven transdisziplinärer Erzählforschung für die Kulturwissenschaften, Bielefeld 2013, 15–53.

Nünning, Vera, Erzählen und Identität. Die Bedeutung des Erzählens im Schnittfeld zwischen kulturwissenschaftlicher Narratologie und Psychologie, in: Strohmaier, Alexandra (Hg.), Kultur – Wissen – Narration. Perspektiven transdisziplinärer Erzählforschung für die Kulturwissenschaften, Bielefeld 2013, 145–169.

Ostheimer, Jochen, Der Wert des Tieres und sein Nutzen für den Menschen. Tierethische Reflexionen zur Xenotransplantation, in: Sautermeister, Jochen (Hg.), Tierische Organe in menschlichen Körpern. Biomedizinische, kulturwissenschaftliche, theologische und ethische Zugänge zur Xenotransplantation, Paderborn 2018, 429–449.

Ostheimer, Jochen, Den eigenen Untergang erzählen, um ihn zu verhindern. Die narrative Modellierung von Zukunft im Anthropozändiskurs, in: Limina 3/1 (2020), 41–61.

Ricœur, Paul, The Creativity of Language, in: Valdés, Mario (Hg.): A Ricœur reader. Reflection and imagination, Toronto/Buffalo 1991, 463–481.

Schwartz, Peter, The art of the long view. Planning for the future in an uncertain world, New York 1991.

Taylor, Charles, Das sprachbegabte Tier. Grundzüge des menschlichen Sprachvermögens, Berlin 2017.

Van Notten, Philip u. a., An updated scenario typology, in: Futures 35/5 (2003), 423–443.

Viehöver, Willy, „Menschen lesbar machen“. Narration, Diskurs, Referenz, in: Arnold, Markus/Dressel, Gert/Viehöver, Willy (Hg.), Erzählungen im Öffentlichen. Über die Wirkung narrativer Diskurse, Wiesbaden 2012, 65–132.

Weber, Max, Wirtschaft und Gesellschaft. Grundriß der verstehenden Soziologie, Tübingen [5]1972.

Wilms, Falko (Hg.), Szenariotechnik. Vom Umgang mit der Zukunft, Bern 2006.

Zulehner, Paul, Fundamentalpastoral. Kirche zwischen Auftrag und Erwartung (Pastoraltheologie 1), Düsseldorf 1989.

Zulehner, Paul, Pastorale Futurologie. Kirche auf dem Weg ins gesellschaftliche Morgen (Pastoraltheologie 4), Düsseldorf 1990.

Katharina Ebner

Von Tieren und Menschen

Beobachtungen zum Mensch-Tier-Verhältnis und ihre Relevanz für die Xenotransplantation

1. Was Tiere mit Menschen machen – was Menschen mit Tieren machen

Tiere und Menschen stehen zueinander in vielfältigen Alltagsverhältnissen.

So halten, konsumieren und gebrauchen Menschen Tiere beispielsweise als Teil ihrer Nahrung. Fleisch zu essen ist nicht nur ein Teil menschlicher Ernährungsgewohnheiten, sondern auch eine gewachsene kulturelle Praxis, die für viele Menschen ganz grundsätzlich zu ihrem Alltag dazugehört, sei es in Form von bestimmten Gerichten zu geprägten Zeiten („Weihnachtsgans"), zu Familienfesten oder um etwas über sich auszusagen. Fleisch ernährt nicht nur, sondern kommuniziert auch Wert- und Sinnannahmen und lässt so Rückschlüsse auf das jeweilige Selbstverständnis zu.

Tiere sind darüber hinaus für viele Gefährtinnen oder Gefährten, Begleiterinnen oder Begleiter – jedoch sind die, die gegessen werden, in der Regel andere als die, mit denen das Leben geteilt wird. Nutz- und Arbeitstiere, wie beispielsweise Rettungs-, Assistenz- oder Spürhunde, oder auch in Therapien eingesetzte Tiere, sind für viele menschliche Belange von großem Nutzen, und insbesondere zu Haustieren haben viele Menschen eine enge Beziehung. Ein drollig dreinblickender Dackel löst möglicherweise Sympathie und Amüsement aus, er erweckt Fürsorgeempfindungen und bewirkt moralische Urteile, die von „Ein braver Hund!" bis zu „Was für eine unmögliche Vermenschlichung – ein Tier im Haus zu halten und ihm einen Namen zu geben!" reichen. Neben geteilten Lebensräumen und individuellen wie artspezifischen Verhältnissen bringen Tiere bei Menschen vielfältige Emotionen, Werturteile und Handlungsfolgen hervor, wie die genannten Beispiele illustrieren. Sie sind Ergebnisse gewachsener Traditionen und transportieren kulturelle Gehalte, ihre Beziehungen sind aber auch Wandlungsprozessen unterworfen.

2. Mensch-Tier-Verhältnisse als Gegenstand philosophischen Nachdenkens

2.1. Tierversuche als Gegenstand von Grenzfragen

Zum weiten Bereich der tierlichen Nutzung für menschliche Zwecke gehört auch die Forschung an Tieren, um menschlichen Belangen zu dienen. Hohe genetische Übereinstimmungen und physiologische Ähnlichkeiten erlauben den Einsatz von Tieren als Versuchsobjekte, die analoge Erkenntnisse für den Menschen erbringen sollen. In einem weiten Verständnis von Tierversuchen werden jegliche Experimente, in denen Tiere als Forschungsobjekte genutzt werden, darunter subsummiert (beispielsweise Verhaltensbeobachtungen). Im Fokus dieses Beitrags soll das engere Verständnis stehen, wonach es sich bei Tierversuchen um eine wissenschaftlich forschende Tätigkeit handelt, bei der Tieren Leid zugefügt wird oder dieses billigend in Kauf genommen wird.[1] Der Ge- und Verbrauch von Tieren in der medizinischen Forschung steht nicht in diesem Maß in der Öffentlichkeit zur Diskussion, wie es die anderen Beispiele tun, gleichwohl gibt es auch dort gewachsene und engagiert geführte Auseinandersetzungen um das Für und Wider dieser. Die grundsätzliche Frage, ob Versuche zu Lasten von Tieren überhaupt durchgeführt werden dürfen, steht dabei ebenso zu Debatte wie weitere Abwägungen nach der Zulassung bestimmter Versuche.

Die gegenwärtig geltende Gesetzeslage in Deutschland sieht vor, dass Forschung an Tieren zulässig ist, insofern die jeweiligen Versuche individuell genehmigt und unerlässlich sowohl im Ausmaß als auch der Methode sind, d. h. nur unbedingt notwendige Versuche, die nicht durch ein anderes Verfahren substituiert werden können, sind erlaubt. In diese Position haben bereits Abwägungen zwischen tierlichen[2] und menschlichen Interessen und Bedürfnissen – sowie grundsätzlich die Annahme, dass es Interessen und Bedürfnisse von Tieren gibt,[3] Eingang gefunden. Genauer wird ein solches Vorgehen in der Regel mit dem Verweis auf das 3R-Prinzip (*refine* (verbessern) – *reduce* (reduzieren) – *replace* (ersetzen)) begründet, ein Handlungsprinzip, das

1 Vgl. *Rippe*, Tiere, Forscher, Experimente, 331.

2 Vgl. zur Nutzung des Adjektivs ‚tierlich' anstelle von ‚tierisch' bspw. *Quante*, Ethische Aspekte der Xenotransplantation, 15.

3 Grundlegende Bedürfnisse und Interessen wie die Vermeidung von Schmerz und Leid, das Stillen von Hunger und Durst sind unabhängig von philosophischen Positionen weitgehend unstrittig.

Forschungsbemühungen zu Lasten von Tieren unter bestimmten Umständen zulässt. Es geht auf den Zoologen William Russel und den Mikrobiologen Rex Burch zurück, die damit Ende der 1950er Jahre einen Vorschlag zur tierschutzkonformen Forschung vorlegten, der seitdem breit rezipiert wird.[4] Moralisch relevante Interessen von Tieren werden dabei als prinzipiell nachgeordnet verstanden, man spricht hierbei auch von einem lexikographischen Vorrang.[5] Nichtmoralische Interessen – hierunter zählen beispielsweise menschliche Interessen für ästhetisch-kosmetische Produkte, die Tierversuche erforderten – sind demnach keine ausreichende Rechtfertigung für tierliches Leid. Eine prinzipiell ähnliche Position vertritt der US-amerikanische Philosoph A. Baruch Brody.[6]

Diese Positionen sind in ihrem Anspruch sensibel für tierliches Leid und räumen ihm große Relevanz ein. Zwei grundsätzliche Punkte sind jedoch für die Frage nach dem Zu- und Miteinander von Menschen und Tieren zu diskutieren. Der erste Punkt betrifft die reale Um- und Durchsetzbarkeit der 3R‘s sowie ihre Überprüfung. Von tierversuchskritischer Seite wird die stetig wachsende Zahl von Versuchen betont, die in scharfem Kontrast zum Anspruch der Reduktion bzw. ihrem Anspruch auf nur unbedingt notwendige Versuche stehe. Die Kritik richtet sich also an die tatsächliche Schutzkraft, die diese Normen entfalten: Kann mit Hilfe dieser Prinzipien das Ziel, ein möglichst weitgehender Tierschutz bei gleichzeitigem Nutzen für Menschen, überhaupt erreicht werden?

2.2. Die grundsätzliche Frage nach dem Vorrang des Menschen vor Tieren

Für die folgenden Überlegungen zu Mensch-Tier-Verhältnissen ist der zweite, grundsätzlichere Aspekt bedeutsamer. Der lexikographische Vorrang von Menschen vor Tieren (bzw. der Vorrang ihrer jeweiligen moralisch relevanten Interessen) setzt eine prinzipielle Unterschiedlichkeit von Mensch und Tier voraus. Dieser wird aber zum einen wissenschaftlich angefragt, etwa indem Verhaltensforscherinnen und -forscher vermeintlich menschliche Alleinstellungsmerkmale und -fähigkeiten in tierlichem Handeln erkennen und zum

4 *Russel/Burch*, The principles of humane experimental technique. Vgl. dazu ausführlich auch: *Tannenbaum/Bennett*, Russell and Burch’s 3Rs then and now.

5 Vgl. zum Begriff des lexikographischen Vorrangs *Rippe*, Tiere, Forscher, Experimente, 335–338 sowie *Brody*, Defending Animal Research, 57.

6 Vgl. *Brody*, Defending Animal Research, 57.

anderen durch philosophisch-kulturwissenschaftliche Überlegungen, die Vorannahmen und Weltanschauungen kontextualisieren und dekonstruieren.[7] Sie weisen stärker in Richtung einer nur graduellen Unterscheidung.

In tierethischen Analysen allgemein wie auch in Bezug auf Tierversuche wird die Frage nach Gegenstand und Akteurinnen und Akteuren ethischer Reflexion gestellt, also danach gefragt, wem welche Rechte oder Pflichten zugeschrieben werden, welche Fürsorgegebote bestehen und welche Bedürfnisse auszumachen sind und wie bzw. in welchem Abwägungsmodus sie zu berücksichtigen sind.[8] Die zentrale Grundannahme ist meist jene einer gemeinsamen „moralischen Gemeinschaft"[9] von Menschen und Tieren, deren Bedeutung es jedoch konkret aufzuschlüsseln gilt. Die ethische Bewertung findet dabei notwendig aus der Perspektive des Menschen statt und sie erfolgt, indem sie Gleichheit und Ungleichheit von Mensch und Tier analysiert und gewichtet. Die gesellschaftlichen Transformationsprozesse wie auch die ethische Reflexion sind dabei maßgeblich bedingt durch neue Erkenntnisse der Fachwissenschaften zu Fähigkeiten und Empfindungen von Tieren, welche wiederum Auswirkungen auf moralische Einstellungen und Vorannahmen haben. Sie bestimmen, was es heißt, Mensch zu sein und wie über welche Tiere gedacht wird.[10] Die gegenwärtigen Debatten tendieren dabei hin zu einer stärkeren Berücksichtigung tierlicher Interessen.[11]

Die unterschiedlichen Zugänge schlagen sich auch in der begrifflichen Beschreibung nieder. In diesem Beitrag werden „Mensch" und „Tier" kontrastiv verwendet, um die widerstreitenden Interessen für die Frage nach der Xenotransplantation sichtbar zu machen. Eine inklusive Verwendung, bei der beispielsweise von menschlichen und nichtmenschlichen Tieren gesprochen wird, betont stärker die Gemeinsamkeiten. Nicht selten geht die Wahl der Begriffe mit einem normativen Anliegen einher. Der Schweizer Philosoph Markus Wild plädiert beispielsweise in seiner Tierthese für ein inklusives Verständnis des Tierbegriffs, um die Gemeinsamkeiten zu betonen: „Der Mensch ist ein Tier, das sich zweifellos von anderen Tieren unterscheidet, doch dieser

---

7 *Rippe*, Tiere, Forscher, Experimente, 331–338.

8 Vgl. Zur Anwendung verschiedener tierethischer Ansätze auf die Xenotransplantation *Ebner*, Tiere in der medizinischen Forschung, 383–396.

9 *Beckmann*, Xenotransplantation von Zellen, Geweben oder Organen, 109.

10 *Diamond*, Menschen, Tiere und Begriffe.

11 Vgl. hierzu exemplarisch aus philosophischer Perspektive *Ach/Stephany* (Hg.), Die Frage nach dem Tier sowie aus theologischer Perspektive: *Remele*, Die Würde des Tieres ist unantastbar, 36–37; *Lintner*, Der Mensch und das liebe Vieh.

Unterschied ist ein Unterschied innerhalb des Reichs der Tiere."[12] Daraus leitet er den Anspruch auf eine „*zoologische Wende in der philosophischen Anthropologie*"[13] ab, die das Nachdenken über den Menschen radikal in die Lebens- und Moralgemeinschaft von Menschen und Tieren, vielmehr von menschlichen und nichtmenschlichen Tieren einbettet und den isolierten Fokus auf die Bedingtheiten und Belange von Menschen ersetzt. Diese Herangehensweise entwickelt den Vorwurf des australischen Philosophen Peter Singer weiter, der bereits in den 1970er Jahren mit dem Vorwurf des Speziesimus eine Sonderbehandlung von Menschen qua ihres Menschseins ablehnt: Speziesistische Unterscheidungen seien „arbitrary and morally irrelevant"[14].

Während Singer diese Position bereits seit 1975 in seiner Schrift *Animal Liberation* vertritt, hat eine breitere gesellschaftliche Debatte um das Mensch-Tier-Verhältnis in den letzten Jahren noch einmal an Fahrt aufgenommen. Verschiedene philosophische Schulen und Denkrichtungen nähern sich diesem Phänomen auf unterschiedliche Weise, indem sie etwa die prinzipielle Gemeinsamkeit des Lust-/Schmerzempfindens betonen, Interessen oder Präferenzen identifizieren, die Tieren *und* Menschen zuzuschreiben sind, oder indem auf die schicksalhafte Verbundenheit hingewiesen wird, die sich durch das gemeinsame Leben auf einem geteilten Planeten ergibt.

Den Bedingungs- und Resonanzraum für diese Überlegungen bilden wissenschaftliche Bemühungen aus der Zoologie und Verhaltensbiologie, die die Gemeinsamkeiten stärker herausstellen und mittels neuer Erkenntnisse die Grenzziehungen in Frage stellen, beispielsweise das Wissen um ein Ich-Bewusstsein bei Primaten, Elefanten, Delfinen, Schweinen und Elstern oder die Annahme von moralischen oder moralanalogen Motiven.[15] Auch komplexe kognitive Leistungen, Werkzeuggebrauch und die Herausbildung von Traditionen und kulturellen Praktiken lassen sich bei Tieren finden.[16]

Hinzu kommt, dass die Ausweitung menschlicher Gestaltungskraft und das Einwirken auf die gesamte Umwelt mit Beobachtungen der Veränderung von Sinnhorizonten und größtenteils religiös geprägten Annahmen über die Bedeutung der Welt einher geht. Diese Annahmen über die Ordnung der Welt, die Aufgaben und Verantwortlichkeiten des Menschen sowie die Rolle

---

12 *Wild*, Der Mensch und andere Tiere, 59.

13 *Wild*, Der Mensch und andere Tiere, 65.

14 *Singer*, Xenotransplantation and Speciesism, 730.

15 *Remele*, Die Würde des Tieres ist unantastbar, 38.

16 *Liessmann*, Tiere, 14.

von Tieren gaben mindestens implizit Sicherheit im Mensch-Tier-Verhältnis. Mit den biblischen Schöpfungsgeschichten und dem Herrschafts- und Bewahrungsauftrag, der die Verfügungsgewalt des Menschen über die Tiere impliziert, hat die christliche Tradition einen Anthropozentrismus hervorgebracht, der erstens im Rahmen von Säkularisierungsprozessen – und religiöser Sensibilisierungsprozesse – zumindest in seiner gewalttätigen Form vermehrt in Frage gestellt wird und zweitens auch durch eine umweltsensible *Relecture* neu gedacht wird. So wurde beispielsweise in jüngeren päpstlichen Verlautbarungen auf den Eigenwert eines jeden Tieres und die ökologische Verbundenheit von Mensch und Tier hingewiesen, ohne sogleich die instrumentelle Bedeutung für den Menschen daraus zu schließen.[17] Hinzu kommt beispielsweise der Hinweis, wonach Gen 1 nur pflanzliche Nahrung für den Menschen vorsieht. Die lebensweltliche Bedeutsamkeit provokant auf den Punkt bringt der österreichische Philosoph Konrad Paul Liessmann: „Denn aus der vermeintlich dem Menschen durch Darwin zugefügten Kränkung, nicht die Krone der Schöpfung, nicht das Ebenbild der Gottheit zu sein, wurde längst ein Triumphgefühl: Auch wir sind Tiere!“[18]

3. Wie sich Menschen zu Tieren verhalten, verändert sich

Es scheint vieles dafür zu sprechen, dass sich die gesellschaftliche Bewertung der Tiernutzung (auch) in medizinethischen Fragen verändert. Die grundsätzliche Herausforderung der Nutzung von Tieren für die medizinische Forschung liegt darin, dass Tieren vorsätzlich Leid zugefügt wird. Es klaffen nicht Wirklichkeit und Norm auseinander – wie das möglicherweise bei Aufzucht und Haltung von Tieren der Fall sein kann – sondern die normative Vorgabe des Tierversuchs beinhalt tierliches Leiden als in der Regel notwendiger Bestandteil auf dem Weg zu wissenschaftlicher Erkenntnis.[19] Eine grundsätzliche (lexikographische) Vorrangstellung von Menschen ist aufgrund der zuvor genannten Überlegungen allenfalls zu postulieren. Das ist auch Befürworterinnen und Befürwortern von Tierversuchen zu entgegnen, die diese nicht nur für moralisch zulässig, sondern für moralisch geboten halten, da Tiere für sinnvolle/bessere Zwecke genutzt würden als in anderen Bereichen (Haustierhaltung oder Landwirtschaft).[20] Sowohl bei interessenbasierten als auch bei vertragstheoretischen

---

17 *Remele,* Die Würde des Tieres ist unantastbar, 46.
18 *Liessmann*, Tiere, 14.
19 *Rippe*, Tiere, Forscher, Experimente, 331.
20 *Rippe*, Tiere, Forscher, Experimente 332.

Ethikansätzen gibt es jedoch die grundsätzliche, gewissermaßen epistemische Schwierigkeit, die Belange und Interessen nichtmenschlicher Tiere zu ergründen und abzuwägen.[21] Denn was man tun soll, wurde und wird „erdacht und gestaltet von Menschen innerhalb spezifischer geschichtlicher und gesellschaftlicher Kontexte“[22]. Noch präziser ist darauf hinzuweisen, dass die Erfahrungsdimension des Menschseins primär und unhintergehbar ist, gerade auch für die Überlegungen zum Mensch-Tier-Verhältnis:

> „If, as I have suggested, imaginative elaboration of what it is to have a human life is a characteristic human activity, that activity (tied to the use of 'human being' and 'human' so that they are neither terms of biological classification nor terms applicable in principle to rational robots or Martians or whatnots) may be invisible to us as we engage in philosophy.“[23]

Die Innensicht des Tieres bleibt Menschen zwar verschlossen, das faktisch enge, wenn auch unterschiedlich komplexe Verhältnis zum Tier verhindert jedoch auch eine Haltung der Indifferenz. Wenn aber zugleich eine prinzipielle Nachordnung tierlicher Interessen nicht akzeptabel ist, dann gilt es zunächst, die menschlichen Zwecke der Tiernutzung genauer zu untersuchen. Als zu rechtfertigende Zwecke kommen Erkenntnisgewinne für menschliche Therapieoptionen infrage, zugleich gilt es aber auch, Gefahren und Risiken jeweils als Schritte auf dem Weg zur Erreichung moralisch wertvoller Ziele in die Abwägung zu integrieren.[24] Die individuelle Abwägung würde dementsprechend den jeweiligen Einzelfall betreffen, es gäbe jedoch grobe Vorrangregeln, die die Nutzenhöhe, den Schweregrad sowie Belastung und Wahrscheinlichkeit des angestrebten Ziels umfassen.[25]

4. Menschen, Tiere und die Xenotransplantation

Was bedeutet das nun für Xenotransplantation und etwaige betroffene Patientinnen und Patienten sowie ihre Angehörige? Der Medizinethiker Jan P. Beckmann betont die besondere Brisanz der Fragestellung: „Wie kaum ein anderes medizinisches Verfahren ist die Xenotransplantation geeignet, die Frage nach

---

21 Diese Fragestellung kann hier nicht vertieft werden, dazu liegt allerdings umfangreiche Literatur vor, die als Ausgangspunkt dienen kann: *Wolf*, Ethik der Mensch-Tier-Beziehung; *Schmitz* (Hg.), Tierethik; *Ach/Bochers* (Hg.), Handbuch Tierethik.

22 *Remele*, Die Würde des Tieres ist unantastbar, 40.

23 *Diamond*, The Importance of Being Human, 47–48.

24 *Rippe*, Tiere, Forscher, Experimente, 332–334.

25 *Rippe*, Tiere, Forscher, Experimente, 335–338.

dem Verhältnis Mensch-Tier, hier genauer: nach dem moralischen Status beider, mit besonderer Dringlichkeit zu stellen."[26] Anhand der Bewertung der Xenotransplantation werden Fragen zum Mensch-Tier-Verhältnis neu gestellt. Um sie einzuschätzen, reicht es eben nicht, darauf zu verweisen, dass Menschen heute Tiere für weit geringere Zwecke, wie etwa den kulinarischen Genuss oder die Jagd zur Unterhaltung, nutzen und töten. Denn im Gegensatz zu soziokulturell geprägten Verhaltensweisen wie dem Fleischessen wird bei der medizinischen Verwendung von Tieren *neu* bzw. *erstmals* verhandelt – mitten in diese Umbrüche hinein. Es liegt kein üblicher Gebrauch vor, dessen Veränderung aufwändig ist, sondern die Frage stellt sich neu angesichts der gerade erst realistisch werdenden klinischen Erfolgsaussichten. Gleichwohl manifestiert sich das gesteigerte Bewusstsein für die Fähigkeiten von Tieren nicht zwangsläufig in konkreten Handlungen. Das kann einerseits daran liegen, dass es eine erhöhte Anstrengung erfordert, den *status quo* anzufragen, es kann andererseits auch Ausdruck von Komplexität und Überforderung sein.

Eine erste Konfrontation mit den Perspektiven der Xenotransplantation im Rahmen einer Bürgerkonferenz zum Thema Xenotransplantation im Frühling 2019 bildete genau diese skizzierte Ambivalenz ab. Die Teilnehmerinnen und Teilnehmer hielten das Tierwohl einerseits zwar auf der Ebene der Legalgerechtigkeit für ausreichend berücksichtigt, da den gesetzlichen Bestimmungen mehr als Genüge getan werde, andererseits bestand für sie die grundsätzliche ethische Frage, ob die gesetzlichen Mindestbedingungen zur Tierhaltung tatsächlich ein würdevolles Tierleben ermöglichen. Die Konferenzteilnehmerinnen und -teilnehmer forderten deshalb im Anschluss an das Diskussionsforum eine verbesserte im Sinne einer dem Tierwohl angemessenere Tierhaltung[27] sowie deren unabhängige Kontrolle.[28]

Vor diesem Hintergrund ist es denkbar, dass Menschen ein Xenotransplant ablehnen, weil die Nutzbarmachung von Tieren für sie nicht in Frage kommt, auch wenn eine mögliche Verlängerung des eigenen Lebens oder die signifikante Verbesserung der Lebensqualität hochrangige Ziele im Sinne genuin menschlicher Interessen sind. Es ist also in begleitender Perspektive zu fragen, was die individuellen Akzeptanzbedingungen von Patientinnen und Patienten

---

26 *Beckmann*, Xenotransplantation von Zellen, Geweben oder Organen, 101.

27 Hier zeigt sich allerdings bereits die Schwierigkeit, verschiedene Interessen zu integrieren. So ist es elementar wichtig für den Erfolg einer Xenotransplantation, strenge hygienische Anforderungen einzuhalten, was jedoch in Kontrast zu einem möglichst naturnahen und ursprünglichen Lebensraum von Schweinen steht.

28 *Marckmann/Kögel* (Hg.), Xenotransplantation als gesellschaftliche Herausforderung.

und ihrer Angehörigen sind, und diese ernst zu nehmen. Denkbar ist beispielsweise, dass vegan oder vegetarisch lebende Menschen ein solches Transplantat nicht mit ihrem Lebensstil vereinbaren können oder auch, dass religiös motivierte Bedenken die Annahme eines tierlichen Organs infrage stellen. Eine verantwortliche Begleitung von Kranken und Schwachen berücksichtigt diese Bedenken im Hinblick auf für die Therapie genutzte Tiere und verortet Sorgen und Schuldgefühle, die damit einhergehen.[29] Angesichts der skizzierten Transformationsprozesse ist ihre Aufgabe nicht mit der Begleitung des Transplantationsvorgangs abgeschlossen, sondern es ist vielmehr davon auszugehen, dass sie im Verlauf immer wieder auftreten, sich möglicherweise auch verschärfen können.

Literatur

Ach, Johann S./Bochers, Dagmar (Hg.), Handbuch Tierethik. Grundlagen – Kontexte – Perspektiven, Stuttgart 2018.

Ach, Johann S./Stephany, Martina (Hg.), Die Frage nach dem Tier. Interdisziplinäre Pespektiven auf das Mensch-Tier-Verhältnis (Münsteraner Bioethik-Studien 9), Berlin 2009.

Beckmann, Jan Peter, Xenotransplantation von Zellen, Geweben oder Organen. Wissenschaftliche Entwicklungen und ethisch-rechtliche Implikationen; mit 27 Tabellen (Wissenschaftsethik und Technikfolgenbeurteilung 8), Berlin 2000.

Brody, Baruch A., Defending Animal Research. An International Perspective, in: Garrett, Jeremy R. (Hg.), The ethics of animal research. Exploring the controversy, Cambridge 2013, 53–66.

Diamond, Cora, Menschen, Tiere und Begriffe. Aufsätze zur Moralphilosophie, Berlin 2012.

Diamond, Cora, The Importance of Being Human, in: Cockburn, David (Hg.), Human beings, Cambridge 1991, 35–62.

Ebner, Katharina, Tiere in der medizinischen Forschung – zum Mensch-Tier-Verhältnis und der Rolle des Tieres in der Xenotransplantation, in: Lintner, Martin M. (Hg.): Mensch – Tier – Gott. Interdisziplinäre Annäherungen

29 Daraus ergibt sich die interessante Folgefrage, ob Menschen, die ein Xenotransplantat so begründet ablehnen, dann vorrangigen Anspruch auf ein Allotransplantat haben. Sie müsste unter Berücksichtigung sozialphilosophischer und gerechtigkeitstheoretischer Anforderungen diskutiert werden.

an eine christliche Tierethik (Interdisziplinäre Tierethik. Interdisciplinary Animal Ethics 1), Baden-Baden 2021, 383–396.

Liessmann, Konrad Paul, Tiere. Der Mensch und seine Natur, in: Liessmann, Konrad Paul (Hg.), Tiere. Der Mensch und seine Natur (Philosophicum Lech 16), Wien 2013, 11–22.

Lintner, Martin M., Der Mensch und das liebe Vieh. Ethische Fragen im Umgang mit Tieren, Innsbruck 2017.

Marckmann, Georg/Kögel, Johannes (Hg.), Xenotransplantation als gesellschaftliche Herausforderung, Ethik und Empirie, Paderborn 2020.

Quante, Michael, Ethische Aspekte der Xenotransplantation. Einleitung, in: Quante, Michael/Vieth, Andreas (Hg.), Xenotransplantation. Ethische und rechtliche Probleme, Paderborn 2001, 15–39.

Remele, Kurt, Die Würde des Tieres ist unantastbar. Eine neue christliche Tierethik, Kevelaer 2016.

Rippe, Klaus Peter, Tiere, Forscher, Experimente. Zur ethischen Vertretbarkeit von Tierversuchen, in: Grimm, Herwig/Otterstedt, Carola(Hg.), Das Tier an sich. Disziplinenübergreifende Perspektiven für neue Wege im wissenschaftsbasierten Tierschutz, Göttingen 2012, 331–346.

Russell, William Moy Stratton/Burch, Rex L., The principlesof humane experimental technique, Potters Bar 1992.

Schmitz, Friederike (Hg.), Tierethik. Grundlagentexte (Bd. 2082), Berlin [3]2017.

Singer, Peter, Xenotransplantation and Speciesism, in: Transplantation Proceedings 24/2 (1992), 728-732.

Tannenbaum, Jerrold/Bennett, B. Taylor, Russell and Burch's 3Rs then and now. The need for clarity in definition and purpose, in: Journal of the American Association for Laboratory Animal Science 54/2 (2015), 120–132.

Wild, Markus, Der Mensch und andere Tiere. Für eine zoologische Wende in der philosophischen Anthropologie, in: Liessmann, Konrad Paul (Hg.), Tiere. Der Mensch und seine Natur (Philosophicum Lech 16), Wien 2013, 59.

Wolf, Ursula, Ethik der Mensch-Tier-Beziehung, Frankfurt am Main 2012.

Konzeptionelle Zugänge zur Begleitung

Jochen Sautermeister

Die Bedeutung von Identität und Leiblichkeit für die theologisch-ethische Reflexion der Xenotransplantation

1. Die zweifache Bedeutung eines Xenotransplantats

Menschen, die so schwer erkrankt sind, dass sie eines Transplantates bedürfen, befinden sich in einer krisenhaften Lebenssituation. Sowohl die Phase der lebensbedrohlichen oder massiv die Lebensqualität einschränkenden Erkrankung als auch die Phase der postoperativen Behandlung durch eine Transplantation stellen existentielle Herausforderungen für den Betroffenen wie auch – in anderem Umfang – für dessen soziales Umfeld dar. Verschiedene Ängste und Sorgen treiben die Betroffenen üblicherweise um. Diese betreffen meist das eigene Leben, das soziale Miteinander und konkret auch die Prognose und den Verlauf der Krankheit bzw. der Therapie. Da eine Transplantation einen schwerwiegenden Eingriff mit verschiedenen Auswirkungen darstellt, kann man auch bei einer erfolgreich verlaufenen Transplantation nicht von einer einfachen Wiederherstellung des *status quo ante* zu sprechen. Vielmehr markiert die Transplantation einen gravierenden Einschnitt in der Biografie eines Menschen, der sich auf dessen weiteren Lebensweg vielfältig auswirkt.[1]

Aus theologisch-ethischer Sicht ist daher die medizinethische Perspektive auf die Xenotransplantation um eine identitäts- und biografietheoretische und leibbezogene Dimension zu erweitern. Auf diese Weise können jene existenziellen, psychischen, psychosozialen und soziokulturellen Herausforderungen in den Blick kommen, die die lebensweltliche Dimension der Erkrankung und ihrer Behandlung ausmachen, so dass sich die vielschichtige Bedeutung der Erkrankung für Identität und Lebensführung erfassen lässt. Die Frage nach der Akzeptanz eines Xenotransplantats stellt sich damit nicht einfach nur als naturwissenschaftliche Frage nach der physiologischen Kompatibilität, die die Xenotransplantate als funktionale, objekthafte Körperteile betrachtet. Vielmehr wird die Frage nach der Akzeptanz als personale Frage gestellt. Die Xenotransplantate treten – im günstigen Fall – als eingebettete, inkorporierte leibliche Elemente in Erscheinung, die zur persönlichen Identität und zum Leib

1 S. hierzu auch *Hilpert/Sautermeister*, Organspende.

gehören[2] – oder im Falle fehlender psychischer Integration eben nicht. Als solche bedeutet deren Akzeptanz die Integration in die Identität der betreffenden Person.

Eine theologisch-ethische Reflexion der Xenotransplantation, die auf Menschen als Transplantatempfänger Bezug nimmt, hat damit diese Doppelaspektivität zu berücksichtigen: Die physiologisch-funktionale Bedeutung eines Organs verschränkt sich mit dessen leiblicher Bedeutung und gewinnt so einen Selbst- und Umweltbezug, der existenziell und biografisch bedeutsam ist.[3] Dadurch bekommt die persönliche Erfahrung eine unhintergehbare Bedeutung für die Frage nach der individuellen und psychosozialen Akzeptanz eines Xenotransplantats. Dieser unüberschreitbare Modus menschlicher Erfahrung durch die leibliche Dimension verwehrt es, die ethische Betrachtung auf physiologische Parameter der Funktionalität zu reduzieren oder sich auf die allgemeine Legitimität der vorgebrachten Argumente zu beschränken.

Identität und Leiblichkeit stellen relationale Bezugsgrößen der theologisch-ethischen Reflexion auf Xenotransplantation dar, deren Bedeutung über diejenige psychologische, psychosoziale und pastorale Relevanz hinaus insofern hinausgeht, als es um gelingende Identität und personale Integrität geht. Mithilfe der Konzepte von Identität und Leiblichkeit lassen sich sowohl die Herausforderungen einordnen als auch Möglichkeiten und Grenzen bestimmen sowie prospektiv Überlegungen zur persönlichen Akzeptanz von xenogenen Organen, Geweben oder Zellen konkretisieren. Zugleich lassen sich damit auch das individuelle Sinndeutungspotential und der normative Charakter religiöser Bilder und Gehalte in seiner subjektiven, unbeliebigen Bedeutsamkeit ernstnehmen, so dass sie auf ihre konkrete Lebensdienlichkeit hin untersucht werden können.

2. Eine ganzheitliche Sicht auf den Menschen und deren normativen Implikationen aus theologisch-ethischer Perspektive[4]

Die Überlegungen zur Doppelaspektivität und zweifachen Bedeutung eines Xenotransplantats haben anthropologische Implikationen. Diese verweisen auf ein ganzheitliches Menschenbild, das sich von funktionalistischen oder

---

2 S. hierzu auch *Waldenfels*, Das leibliche Selbst, 248 f.

3 Zur theoretischen Figur der Verschränkung vgl. *Lindemann*, Zeichentheoretische Überlegungen, 158–160.

4 Vgl. hierzu auch die Überlegungen in *Sautermeister*, Xenotransplantation, 20.

reduktionistischen Anthropologien unterscheidet und zugleich nur relational in seinen Selbst-, Sozial- und Umweltbeziehungen und -bezügen angemessen zu begreifen ist. Darin konvergiert es mit dem biblisch-christlichen Menschenbild, wonach der Mensch grundsätzlich als leibseelische Einheit zu verstehen und fundamental auf andere und anderes angewiesen und verwiesen ist. Der Mensch existiert in den spezifischen Grenzen seiner körperlichen Existenz und kann sich diese zugleich vernünftig-reflexiv bewusstmachen und mit Bedeutung versehen. In seiner unantastbaren Würde ist die Existenz des Menschen jedoch fehlbar, fragil, vulnerabel, zerstörbar und endlich. Für die theologisch-ethische Betrachtungsweise ist eine solche Anthropologie leitend. Sie ist philosophisch plausibilisierbar und lässt sich biblisch-christlich weiter vertiefen und ausdeuten, sodass sich auch das Bedeutungsspektrum mit seinen ethischen Implikationen erweitert, ohne dezisionistisch zu werden.

Die biblisch-schöpfungstheologische Deutung des Menschen versteht diesen konstitutiv als (Eben)Bild Gottes (Gen 1,26 f.). Demnach wird jeder Mensch als Geschöpf Gottes wie seine tierischen Mitgeschöpfe betrachtet. Zugleich gilt er im Unterschied zu allem anderen Geschaffenen als Person und darin von Gott zur Freiheit berufen. So steht er mit Gott in einer besonderen Beziehung. In seiner Gottebenbildlichkeit ist seine unverrechenbare Würde begründet, die ihn in eine besondere personale Verantwortung ruft. In seiner geschöpflichen Endlichkeit ist der Mensch daher – so der Moraltheologe Eberhard Schockenhoff – zur endlichen Freiheit in ebendieser geschöpflichen Eigenständigkeit als Mensch berufen.[5] Diese Eigenständigkeit beauftragt und befähigt den Menschen grundsätzlich zu einer verantwortlichen Selbst- und Weltgestaltung und zum Mitwirken an der Ermöglichung gedeihlicher Lebensbedingungen für sich und andere. So wird der Mensch in einer konkret-begrenzten, endlichen Perspektive zum Mitschöpfer, er agiert konkreativ und verantwortlich. Die endliche menschliche Freiheit ermöglicht Verantwortungszuschreibung und -übernahme, macht den Menschen aufgrund seiner Vernunft durch Gründe als Gründe ansprechbar[6] und begründet so den Menschen als moralisches Subjekt. Aufgrund seiner philosophisch-anthropologischen Anschlussfähigkeit kann dieses Theologumenon von der Gottesbildlichkeit des Menschen mit dem Personbegriff und der diesem inhärenten Würdevorstellung auch für den ethischen Diskurs im Allgemeinen sowie für die medizinethischen Diskurse im Besonderen Orientierung bieten.[7]

---

5 Vgl. *Schockenhoff*, Ethik des Lebens, 191–193.

6 Zur Figur der Gründe vgl. auch *Feige*, Die Natur des Menschen, 10.

7 Vgl. *Gründel*, Kategorie der Schöpfung, 412–419.

Eine normative Zielrichtung des theologisch-ethischen Nachdenkens über den Menschen ist durch das Hinwirken auf das gute Leben für alle, auf ein Gelingen menschlicher Existenz, auf gelingende Identität bestimmt.[8] Damit werden die ethischen, psychosozialen und pastoralen Perspektiven nicht auf den christlichen Glauben aufgepfropft, sondern sie sind inhärente Dimensionen des Christlichen. Insofern der christliche Glaube auf das Heil des Menschen und der gesamten Schöpfung abzielt, gelten der Menschen und die Schöpfung gerade nicht als irrelevant oder minderwertig, sondern gewinnen besondere Bedeutung. Denn unter dieser Zielperspektive des endgültigen Heils erhält der Einsatz für ein gutes Leben für alle eine eigene Qualität.[9] Sie ist ein konsequenter Ausdruck einer schöpfungstheologischen Weltzugewandtheit, die das Gegenteil von spiritueller Weltflucht, gnostischer Weltabgewandtheit oder gar Weltverachtung darstellt. Vielmehr bildet sich diese bereits in einer ethischen und praktischen Qualität ab, um bessere Lebensbedingungen zu fördern und das Gelingen menschlicher Existenz für alle anzustreben. Der christliche Glaube ist somit in sich ethisch dimensioniert. Das bedeutet aber auch: Gottesbilder und Glaubensvorstellungen, die hierzu im Widerspruch stehen, verunmöglichen nicht nur das Gelingen menschlicher Existenz, sondern verdunkeln auch den Kern des Christlichen und sind daher auch aus theologischen Gründen zu kritisieren.[10]

Aus diesen Überlegungen folgt eine klare ethische Option, die medizinethisch auszudeuten und weiter zu konkretisieren ist. Denn die Frage nach dem ‚Wie' dieses Gelingens menschlicher Existenz schließt die Dimension von Gesundheit und Krankheit eben mit ein. Der Anspruch der Theologischen Ethik ist es daher auch, die Ermöglichungsbedingungen für eine konkret-individuelle gesundheitsbezogene Kontextualisierung dieser göttlichen Heilszusage unter Bezugnahme auf natur-, human- und sozialwissenschaftliche Erkenntnisse zu reflektieren. Dabei ist ein ganzheitlicher Gesundheitsbegriff leitend, der neben der physischen und psychischen auch die soziale und spirituelle Dimension umfasst. Diese normative Zielperspektive lässt sich auch als personale Integrität in leiblicher Selbstvergewisserung umschreiben. Der Umgang mit Gesundheit und Krankheit und damit die Bemühung um Integrität und Linderung bzw. Heilung ist von vielfältigen Faktoren abhängig, begrenzt und beschränkt.[11] Gleichwohl ist sie in medizinischer Hinsicht maßgeblich.

---

8 Vgl. hierzu grundsätzlich *Sautermeister*, Rehabilitiertes Glück.

9 Vgl. hierzu auch *Seckler*, Theosoterik und Autosoterik, 46.

10 Vgl. hierzu auch *Sautermeister*, Identität und christlicher Glaube, 298.

11 Vgl. *Beckmann/Brem/Eigler u.a.*, Xenotransplantation, 249.

3. Identität und Leiblichkeit im Kontext der Xenotransplantation[12]

Wenngleich das Verfahren bei unterschiedlichen Organen, Geweben und Zellen beforscht wird, scheinen die derzeit am vielversprechendsten Forschungsbemühungen mit der Perspektive auf klinische Anwendungen bei Inselzellen, Augenhornhaut, Herz und Nieren zu liegen. Diese xenogenen Transplantationen stellen aus anthropologisch-ethischer Sicht insofern keine identitätsverändernden Eingriffe dar, als sie nicht den menschlichen Cortex oder die menschliche Keimbahn betreffen.[13] Damit kann in den folgenden Überlegungen die fundamentale anthropologische Frage nach einer anthropologischen Modifikation der leibseelischen Integrität ausgeklammert werden.

Gleichwohl überschreitet eine xenogene Transplantation auf physiologischer Ebene die Mensch-Tier-Grenze und kann auf diese Weise besondere psychische oder psychosoziale Reaktionen hervorrufen, indem sie etwa eine „Angst vor Identitätsverlust"[14] evoziert oder die Frage nach der persönlichen Identität aufwirft. Die Akzeptanz von Xenotransplantaten wird also davon abhängen, ob derartige Sorgen, Ängste oder Verunsicherungen ernstgenommen werden und das subjektive Verständnis des eingepflanzten Xenotransplantats, das sozial oder kulturell beeinflusst ist, berücksichtigt wird. Daher ist hierbei auch der soziokulturelle und religiöse Deutungshorizont zu beachten. In seiner leiblichen Dimension hat das für die Xenotransplantation also folgende ethische und existenzielle und damit auch psychologische, psychosoziale und pastorale Konsequenz: Es bedarf einer umsichtigen Beschäftigung mit den biografischen, soziokulturellen und weltanschaulichen Akzeptanzbedingungen der Xenotransplantationen bzw. des Xenotransplantats.

Trotz einer inflationären Verwendung des Identitätsbegriffs[15] lässt sich Identität in sozialpsychologischer Perspektive als „zentrale integrative Verknüpfung von individueller und gesellschaftlicher Ebene"[16] verstehen. Sie ist die grundsätzliche Bezugsgröße für das praktische Selbstverständnis eines Individuums, das von kognitiven, emotionalen, sozialen und performativen Selbst- und Fremdwahrnehmungen bestimmt wird und sowohl biografisch

---

12 Vgl. hierzu auch *Sautermeister*, Xenotransplantation, 23–26.

13 Vgl. hierzu *Sautermeister*, Reichweite und Grenzen, 157.

14 *Mieth*, Was wollen wir können, 322.

15 Immer noch gültig ist hierzu die Beobachtung von Heiner Keupp und Renate Höfer, vgl. *Keupp/Höfer*, Vorwort, 7.

16 *Keupp*, Diskursarena Identität, 28.

als auch kulturell geprägt ist. Die Aufgabe der Identitätsbildung als Phänomen der Moderne stellt sich unhintergehbar und unvermeidbar. Sie besteht in der Auseinandersetzung mit und Bezugnahme auf soziale und kulturelle Voraussetzungen, Gegebenheiten und Erwartungen vor dem Horizont konkreter, individuell-biografischer Bedingtheiten. Gelungene Identitätsarbeit ist dabei nicht als statischer innerer Besitzstand zu verstehen, sondern das je aktualisierte Ergebnis des Prozesses der Identitätsbildung und Identitätsarbeit.[17] Der bzw. die Einzelne bemüht sich in einem biografisch unabgeschlossenen Prozess um die „Passung von innerer und äußerer Welt".[18] Der Indikator einer gelingenden Passungsarbeit ist das Erleben von Authentizität, Anerkennung und Kohärenz. Ein solches Kohärenzgefühl meint das Gefühl subjektiver Bedeutsamkeit bzw. Sinnhaftigkeit. Das daraus folgende Identitätsmodell ist damit strukturell offen und ermöglicht es, Ambiguitäten, Ambivalenzen auszuhalten und mit Widersprüchen umzugehen und eine „flexibel-stabile" Identität zu entwickeln.[19] Dabei bleibt die eigene Leiblichkeit unhintergehbarer Bezugspunkt aller Identitätsarbeit, insofern ihr eine unmittelbare erfahrungsbezogene Unbeliebigkeit innewohnt.[20]

Da Identität in diesem Sinn als zentrale Bezugskategorie des konkreten individuellen Selbstverständnisses sowie das Selbst- und Weltverhältnisses fungiert, ist aus theologisch-ethischer Perspektive zu fragen, inwiefern eine mögliche oder tatsächliche Xenotransplantation Identitätsarbeit und Identitätsbildung der bzw. des Einzelnen betrifft und das soziale Miteinander tangiert. Die Aussicht auf Lebensverlängerung oder eine erhebliche Verbesserung der Lebensqualität, also die Verbesserung des individuellen Gesundheitszustands, ist grundsätzlich ein starkes Argument für eine Xenotransplantation. Auf der Grundlage einer ganzheitlichen Anthropologie und Medizin sind darüber hinaus die relevanten persönlichen Vorannahmen, subjektiv-biografischen Bedeutsamkeiten wie auch die psychosozialen und soziokulturellen Bedingtheiten herauszuarbeiten, um mögliche Akzeptanzhindernisse sowohl auf individueller Ebene als auch in sozialer Perspektive, beispielsweise unter den Angehörigen, zu ergründen. Dies ist nicht nur bei der Frage, ob eine Xenotransplantation durchgeführt werden soll, ein maßgeblicher Faktor, sondern

---

17 Vgl. hierzu ausführlich *Sautermeister*, Identität und Authentizität, insb. 216–267 sowie *Straus/Höfer*, Entwicklungslinien alltäglicher Identitätsarbeit.

18 Vgl. *Keupp*, Identitätskonstruktionen, 7.

19 Vgl. *Sautermeister*, Identität und christlicher Glaube, 294 f.

20 Vgl. *Alloa/Bedorf/Grüny u.a.*, Leiblichkeit, 1 f.

auch für die postoperative Phase relevant. Nicht zuletzt kann es in der Person liegende weltanschauliche Überzeugungen, Gründe und Motivationen geben, die es unmöglich erscheinen lassen, ein derartiges Transplantat individuell-biografisch annehmen zu können. Den Prozesscharakter der Identitätsarbeit ernst zu nehmen, schließt daher ein, auch professionelle Begleitung im Kontext der Transplantation zu ermöglichen. Dieser Anspruch ergibt sich nicht nur als medizinisches Erfordernis, sondern ist auch medizinethisch geboten.

Wenn man Identität und Leiblichkeit als Bezugsgröße der medizinethischen Reflexion ernstnimmt, dann ist die Reflexion auf ein allgemeines Individuum als potenzieller Organempfänger auch ethisch nicht hinreichend. Nur wenn man den Einzelnen in seiner biografischen Besonderheit und in seiner soziokulturellen Einbettung in Betracht zieht,[21] kommt auch die subjektiv wirksame Bedeutung des Xenotransplantats in den Blick, die sich von der physiologisch-funktionalen erheblich unterscheiden kann, aber nicht muss. Dem Einwand des drohenden Identitätsverlusts durch eine Xenotransplantation kann also dadurch begegnet werden, dass man auf das Veränderungspotential von Identitätskonstruktionen bzw. die potenzielle subjektive Bedeutungsvariabilität eines Transplantats für die persönliche Identität verweist. Ein Xenotransplantat kann, ähnlich einem Allotransplantat, eine grundsätzliche Herausforderung für das Ringen um die persönliche Identität bedeuten – das muss aber nicht zwingend der Fall sein. Die klinische Anwendung der Xenotransplantation bedarf deshalb in jedem Fall der Angebote psychologischer, psychosozialer und/oder pastoraler Beratung bzw. Begleitung.[22]

Aus christlich-theologischer Perspektive lässt sich ein solcher ganzheitlicher Zugang weiter vertiefen und ausdeuten. Der Theologe Henning Luther hat mit seinem Konzept der fragmentarischen Identität aus theologischer Sicht maßgeblich dazu beigetragen, Identität als wesentlich fragmentarisch zu verstehen und so das vermeintliche Ideal einer vollständigen oder völlig integrierten Identität als illusionär zurückzuweisen. Der christliche Glaube kann im individuellen und sozialen Ringen um Identität das Potential zur „Befreiung von endlichen und festlegenden Identitätsvorgaben“[23] bieten. Denn im Selbsterleben wie auch im menschlichen Miteinander lässt sich Henning Luther zufolge eine

---

21 Zur Bedeutung systemischer Erklärungsansätze als Erweiterung individualbezogener vgl. *Haslanger*, Strukturelle Erklärung.

22 Vgl. hierzu auch die Beiträge von Barnikol-Oettler/Hürten und Bogner in diesem Band.

23 *Luther*, Religion und Alltag, 34.

letzte Fremdheit erfahren. „Weder wir selbst noch gar andere ‚wissen', wer wir ‚eigentlich' sind."[24] Aus diesem Fremden, Unverfügbaren, Unverständlichen entwickelt Luther die anthropologisch-praktische Pointe, dass eine geschlossene Identität Ambivalentes und Nichtrealisiertes abspalten oder verleugnen müsste. Dadurch würde man aber auch zwangsläufig auf eine offene Zukunft verzichten.[25] Aus seinen Überlegungen lässt sich weiterhin folgern, dass Ambiguitätstoleranz, Ambiguitätssensibilität und Empathie für Andere oder das Ringen um die Annahme von Schuld und Scheitern oder die Chance auf Neuanfang verunmöglicht würden. Auf diese Weise würden aber auch Kreativitätspotenziale, Veränderungs-, Wachstums- und Bildungsprozesse abgeschnitten, so dass auch eine offene Identitätsarbeit zum Erliegen käme. In transplantationsmedizinischer und transplantationspsychologischer Hinsicht wäre das ebenfalls gravierend, insbesondere bei kritischer, zweifelnder oder ablehnender Haltung gegenüber einem Xenotransplantat.

Anhand des theologisch-anthropologischen Ansatzes von Henning Luther lassen sich die konkreten Auswirkungen von weltanschaulichen bzw. religiösen Vorstellungen und Überzeugungen auf die Xenotransplantation bzw. die Akzeptanz eines Xenotransplantats illustrieren. Zugleich kommt darin auch die Notwendigkeit theologischer Reflexion und Kritik zum Vorschein, wenn identitätsfixierende, gesundheitsschädliche oder leibfeindliche Überzeugungen oder Normen für einen potenziellen Transplantationsempfänger subjektiv bedeutsam sind oder dessen soziales Umfeld prägen. Insbesondere in solchen Fällen bedarf es dann neben der psychologischen bzw. psychosozialen Beratung und Begleitung auch eines Angebots und eines Raums für pastorale Gespräche.

4. Eine abschließende Nebenbemerkung

Gesundheit und Krankheit betreffen den Menschen grundsätzlich in seiner leiblichen Verfasstheit. Hinsichtlich der Xenotransplantation wird hierbei teilweise die Sorge oder gar der Vorwurf eines Überschreitens natürlicher Grenzen formuliert. Hinter diesen Einwänden steht ein naturalistisches Natur- und Körperverständnis. Gleichwohl lässt sich eine solche Sorge bei anthropologisch-identitätsrelevanten Eingriffen durchaus nachvollziehen, jedoch aus anderen Gründen. Aus der Perspektive der Theologischen Ethik und einer ganzheitlichen Anthropologie steht jedoch vielmehr der konkrete Mensch mit personaler

24 *Luther*, Religion und Alltag, 71.
25 Vgl. *Luther*, Religion und Alltag, 83–86.

Autonomie und Würde im Fokus. Vor diesem Hintergrund ist die Xenotransplantation medizinisch und medizinethisch zu bewerten. Zu diskutieren ist ihr Potential, lebensdienlich im Sinne von gesundheits-, autonomie- und identitätsförderlich zu wirken – nicht nur allgemein, sondern auch ganz konkret.[26]

Literatur

Alloa, Emmanuel/Bedorf, Thomas/Grüny, Christian u.a., Einleitung, in: Alloa, Emmanuel/Bedorf, Thomas/Grüny, Christian u.a. (Hg.), Leiblichkeit. Geschichte und Aktualität eines Konzepts, Tübingen 2012, 1–4.

Beckmann, Jan P./Brem, G./Eigler, F. W. u.a., Xenotransplantation von Zellen, Geweben oder Organen. Wissenschaftliche Entwicklungen und ethisch-rechtliche Implikationen (Wissenschaftsethik und Technikfolgenbeurteilung 8), Berlin/Heidelberg 2000.

Feige, Daniel Martin, Die Natur des Menschen. Eine dialektische Anthropologie, Berlin 2022.

Gründel, Johannes, Die Kategorie der Schöpfung, in: Hertz, Anselm/Korff, Wilhelm/ Rendtorff, Trutz u.a. (Hg.): Handbuch der christlichen Ethik 1, Freiburg/Basel/Wien 1978, 407–421.

Haslanger, Sally, Was ist eine (sozial-)strukturelle Erklärung?, in: Der Wirklichkeit widerstehen. Soziale Konstruktion und Sozialkritik, hrsg. von Daniel James, Berlin 2021, 174–201.

Hilpert, Konrad/Sautermeister, Jochen (Hg.), Organspende – Herausforderung für den Lebensschutz (Quaestiones disputatae 267), Freiburg i.Br. 2014.

Keupp, Heiner/Höfer, Renate, Vorwort, in: Keupp, Heiner/Höfer, Renate (Hg.), Identitätsarbeit heute. Klassische und aktuelle Perspektiven der Identitätsforschung, Frankfurt a.M. 1997, 7–10.

Keupp, Heiner, Diskursarena Identität. Lernprozesse in der Identitätsforschung, in: Keupp, Heiner/Höfer, Renate (Hg.), Identitätsarbeit heute. Klassische und aktuelle Perspektiven der Identitätsforschung, Frankfurt a.M. 1997, 11–39.

Keupp, Heiner, Zur Einführung. Für eine reflexive Sozialpsychologie, in: Keupp, Heiner (Hg.), Zugänge zum Subjekt. Perspektiven einer reflexiven Sozialpsychologie, Frankfurt a. M. 1993, 7–20.

Keupp, Heiner, Identitätskonstruktionen. Das Patchwork der Identitäten in der Spätmoderne, Reinbek 1999.

26 An dieser Stelle sei ausdrücklich Frau Dr. Katharina Ebner für die Unterstützung bei der Fertigstellung des Beitrags herzlich gedankt.

Lindemann, Gesa, Zeichentheoretische Überlegungen zum Verhältnis von Körper und Leib, in: Barkhaus, Anette/Mayer, Matthias/Roughley, Neil u.a. (Hg.), Identität, Leiblichkeit, Normativität. Neue Horizonte anthropologischen Denkens, Frankfurt a. M. 1996, 146–175.

Luther, Henning, Religion und Alltag. Bausteine einer Praktischen Theologie des Subjekts, Stuttgart 1992.

Mieth, Dietmar, Was wollen wir können? Ethik im Zeitalter der Biomedizin, Freiburg i. Br./ Basel/Wien 2002.

Sautermeister, Jochen, Identität und Authentizität. Studien zur normativen Logik personaler Orientierung (Studien zur theologischen Ethik 138), Freiburg i.Ue./Freiburg i. Br./Wien 2013.

Sautermeister, Jochen, Identität und christlicher Glaube. Option für lebensbejahende Humanität und selbstbejahende Authentizität, in: Felder, Michael/Schwaratzki, Jörg (Hg.), Glaubwürdigkeit der Kirche – Würde der Glaubenden. Pastoraltheologische Inventionen, Freiburg i. Br. 2012, 292–305.

Sautermeister, Jochen, Rehabilitiertes Glück. Zur Bedeutung von Identität und Lebensqualität für die sozialethische Reflexion auf Gerechtigkeit, in: Heimbach-Steins, Marianne (Hg.), Ressourcen – Lebensqualität – Sinn. Gerechtigkeit für die Zukunft denken (Gesellschaft – Ethik – Religion 1), Paderborn 2013, 99–124.

Sautermeister, Jochen, Reichweite und Grenzen der personalen Identität als bioethisches Kriterium – am Beispiel der Xenotransplantation, in: Bahne, Thomas/Waldner, Katharina (Hg.), Die Perfektionierung des Menschen? Religiöse und ethische Perspektiven, Münster 2018, 147–160.

Sautermeister, Jochen, Xenotransplantation aus theologisch-ethischer Sicht, in: Münchener Theologische Zeitschrift 65 (2014), 16–26.

Seckler, Max, Theosoterik und Autosoterik, in: Seckler, Max (Hg.), Die schiefen Wände des Lehrhauses. Katholizität als Herausforderung, Freiburg i. Br. 1988, 40–49.

Schockenhoff, Eberhard, Ethik des Lebens. Grundlagen und neue Herausforderungen, Freiburg/Basel/Wien 2009.

Straus, Florian/Höfer, Renate, Entwicklungslinien alltäglicher Identitätsarbeit, in: Keupp, Heiner/Höfer, Renate (Hg.), Identitätsarbeit heute. Klassische und aktuelle Perspektiven der Identitätsforschung, Frankfurt a. M. 1997, 270–307.

Waldenfels, Bernhard, Das leibliche Selbst. Vorlesungen zur Phänomenologie des Leibes, Frankfurt a. M. 2000.

Heike Neumann, Sylvia Kröncke und Angela Buchholz

Allo- und Xenotransplantation aus transplantationspsychologischer Perspektive

Bisher erfolgt in der Transplantationsmedizin die Übertragung von Organen und Geweben nicht über die Artengrenzen hinweg. Findet eine Übertragung auf einen genetisch nicht-identischen Empfänger derselben Art statt, spricht man von allogener Transplantation bzw. Allotransplantation. Werden dagegen die Artengrenzen überschritten, so wie bei der Transplantation tierischer Organe auf den Menschen, handelt es sich um eine Xenotransplantation.
Dieser Beitrag beschäftigt sich zunächst mit der heute üblichen Allotransplantation und beschreibt basierend auf der praktischen Arbeit am Universitätsklinikum Hamburg-Eppendorf Inhalte und Aufgaben der Transplantationspsychologie. Im weiteren Verlauf wird die Frage thematisiert, inwiefern die Xenotransplantation die zuvor beschriebenen Aspekte der Transplantationspsychologie verändern könnte. In Ermangelung empirischer Befunde können dies zum heutigen Zeitpunkt nur hypothetische Aussagen sein, welche bei Realisierung der Xenotransplantation entsprechend konkretisiert und modifiziert werden müssten. Daher ist dieser Beitrag als ein transplantationspsychologischer Blick in die Zukunft zu sehen, jedoch weniger in Hinblick auf die Implikationen der Transplantation tierischer Organe, sondern vor allem hinsichtlich der Auswirkungen, sollte es Organe ohne mengenmäßige Einschränkung geben.

1. Inhalte und Aufgaben der Transplantationspsychologie vor der Transplantation

Die Tätigkeit der Transplantationspsychologie fügt sich ein in den Kontext der somatischen Medizin, denn zunächst kommt es bei den Patientinnen und Patienten zu somatischen Veränderungen. Aus diesen können psychische Veränderungen resultieren, die jedoch interindividuell stark differieren, da jeder Mensch unterschiedlich mit bedrohlichen Situationen in seinem Leben umgeht. Daher gibt es Menschen, welche sich der Herausforderung einer lebensbedrohlichen somatischen Erkrankung ohne jegliche Unterstützung stellen können. Anderen hingegen fehlen adäquate Bewältigungsmechanismen, was zu psychischen Begleiterkrankungen führen kann. Die Aufgabe der

Transplantationspsychologie besteht darin, diese Patientinnen und Patienten mit psychologischen Interventionen zu unterstützen.[1] Dabei können wenige beratende Gespräche ausreichen, während in anderen Fällen langfristige tiefenpsychologisch oder verhaltenstherapeutisch orientierte Therapien erforderlich sind.

Die gemeinsame Zielsetzung sowohl für die somatische Medizin als auch die Transplantationspsychologie fasst Engle zusammen: Das Ziel der Organtransplantation sei es, den Patienten ein „normales" Leben zu ermöglichen in Hinsicht auf die körperliche Funktion, das psychische Befinden und die soziale Funktionsfähigkeit einschließlich der Wiederaufnahme einer Berufstätigkeit.[2] Zur Umsetzung dieses Leitsatzes ist eine enge Zusammenarbeit zwischen den somatischen Abteilungen und der Transplantationspsychologie notwendig. Diese Zusammenarbeit wird auch im Transplantationsgesetz (TPG) thematisiert, welches vorgibt, dass „vor und nach einer Organübertragung Maßnahmen für eine erforderliche psychische Betreuung der Patienten im Krankenhaus sicherzustellen"[3] sind.

Im Vorfeld einer jeden Organtransplantation besteht eine somatische Erkrankung, mit der sich die Patientin oder der Patient auseinandersetzen muss. Diese Erkrankung hat einen lebensbedrohlichen Charakter, und die Patientin oder der Patient ist herausgefordert, für sich zu klären, ob die Organtransplantation als eine mögliche Behandlung akzeptiert werden kann. Dazu benötigt die Patientin oder der Patient die Aufklärung der Ärztinnen und Ärzte über das Vorgehen und das mögliche Outcome, also das zu erwartende Ergebnis der Transplantation, v. a. hinsichtlich möglicher Überlebensdauer und gesundheitlicher Folgen sowie der voraussichtlichen Lebensqualität. Dabei ist wichtig, dass der Patientin oder dem Patienten ein realistisches Bild der Zukunft vermittelt wird. Die Transplantationspsychologie kann bei starker Unsicherheit der Patientin oder des Patienten diese bzw. diesen bei ihrem oder seinem persönlichen Entscheidungsprozess unterstützen. Wenn eine Patientin oder ein Patient der Transplantation gegenüber zu negativ eingestellt ist, sie oder er selbst es als schwierig sieht, ein „fremdes" Organ zu integrieren oder wenn sie oder er die Einnahme der erforderlichen Medikamente und deren zu erwartende Nebenwirkungen als unzumutbar wahrnimmt, sollte in Absprache mit der Patientin oder dem Patienten und dem Behandlungsteam von einer

1 Vgl. *Schulz/Ewers/Rogiers u. a.*, Bedarf und Inanspruchnahme.
2 *Engle*, Psychosocial aspects.
3 TPG § 10 Abs. 2 Nr. 7.

Transplantation Abstand genommen werden. Die Transplantationspsychologie begleitet diesen Prozess und versucht, die negative Einstellung zur Transplantation therapeutisch zu hinterfragen, aber letztendlich ist die Entscheidung der Patientin oder des Patienten von allen Beteiligten zu akzeptieren. Eine negative Einstellung und eine starke Hoffnungslosigkeit gelten als ein Prädiktor für eine geringe Überlebenszeit nach einer Transplantation.[4] Zeigt sich eine Patientin oder ein Patient hingegen als sehr ängstlich, kann durch wiederholte Aufklärung und Psychoedukation zum Thema Angst die Patientin oder der Patient gut auf die Transplantation vorbereitet werden.

Neben der Unterstützung bei der Entscheidungsfindung für oder gegen die Transplantation, besteht die Aufgabe der Transplantationspsychologie darin, für jeden Transplantationskandidaten und jede Transplantationskandidatin im Kontext eines halbstrukturierten psychodiagnostischen Interviews abzuklären, ob sie oder er aus psychologischer Sicht von einer Transplantation profitieren wird.[5] Das Interview erhebt verschiedene Informationen von der Patientin oder dem Patienten, z. B. Krankheitseinsicht und -akzeptanz, Wissen zur Erkrankung und Transplantation, Fähigkeit und Bereitschaft zur Mitarbeit (Adhärenz), Gesundheitsverhalten, verfügbare soziale Unterstützung, psychische Belastbarkeit und Bewältigungsmechanismen sowie die mit einer Transplantation verknüpften Erwartungen und die persönliche Perspektive der Patientin oder des Patienten.

Von Seiten der Transplantationspsychologie ist insbesondere zu eruieren, ob eine schwere psychische Erkrankung vorliegt (wahnhafte Erkrankung, Suchterkrankung, schwere depressive Erkrankung, Suizidalität, selbstschädigendes Verhalten, schwere Persönlichkeitsstörung), welche sich negativ auf die Adhärenz bzw. die Erfolgsaussicht der Transplantation auswirken könnte. Basierend darauf können gegebenenfalls Empfehlungen ausgesprochen werden für eine begleitende medikamentöse oder psychotherapeutische Behandlung.

Weiterhin kann eine geringe soziale Unterstützung das Transplantationsergebnis negativ beeinflussen. Daher sollte dies mit der Patientin oder dem Patienten thematisiert und durch Anbindung an Unterstützungssysteme und Selbsthilfegruppen sukzessiv verändert werden. Auch die Einstellung einer Partnerin oder eines Partners zur Transplantation kann relevant sein. Wenn die Partnerin oder der Partner sich als wenig unterstützend zeigt oder sogar

---

4 Vgl. *Köllner/Archonti*, Psychotherapeutische Interventionen.

5 Vgl. *Schulz/Kroencke*, Psychosocial challenges.

boykottiert durch fehlende Zuwendung finanzieller, praktischer oder emotionaler Art, kann dies den Transplantationserfolg schmälern.

Ein weiterer wichtiger Aspekt ist die Sicherstellung der Adhärenz.[6] Eine Patientin oder ein Patient gilt dann als adhärent, wenn sie oder er regelmäßig ihre bzw. seine Medikamente einnimmt, die Arzttermine wahrnimmt, sich an Ernährungsempfehlungen hält, Gesundheitsfürsorge betreibt und bei Veränderungen des Gesundheitszustandes (Fieber, Schmerzen, Übelkeit) umgehend eine Ärztin oder einen Arzt aufsucht, sowie Abstinenz von Alkohol und anderen Suchtmitteln einhält, insbesondere dann, wenn ein Abhängigkeitssyndrom besteht. Sollte dies nicht gegeben sein, gilt es, die Patientin oder den Patienten – gegebenenfalls wiederholt – über die Notwendigkeit aufzuklären, ihr oder ihm edukative und andere therapeutische Maßnahmen anzubieten (z. B. Tagesstrukturierung mit Medikamenteneinnahme, suchttherapeutische Maßnahmen) und gegebenenfalls innere Widerstände abzubauen. Sollte die erforderliche Adhärenz vor Transplantation nicht herstellbar sein, muss im Transplantationsteam gemeinsam diskutiert werden, ob diese Patientin oder dieser Patient überhaupt transplantiert werden soll, denn eine fehlende Adhärenz zeigt sich im Verlauf als wiederkehrend und kann einen frühen Organverlust zur Folge haben.[7]

Im Rahmen des Interviews werden häufig Schockreaktionen und Todesangst erstmalig geäußert, und die Patientin oder der Patient setzt sich begleitet mit dem möglichen Sterben auseinander. Aus transplantationspsychologischer Sicht ist es wichtig, mit der Patientin oder dem Patienten auch diese Themen inklusive einer Patientenverfügung anzusprechen, denn in der somatischen Behandlung hat dies häufig wenig Raum, da alles auf den Lebenserhalt ausgerichtet ist. Die Realität ist aber, dass Patienten auf der Warteliste versterben, so dass dies auch – in einer für die jeweilige Patientin oder den jeweiligen Patienten angemessenen Form – thematisiert werden sollte.

Die Ergebnisse des psychodiagnostischen Interviews werden der interdisziplinären Transplantationskonferenz zur Verfügung gestellt, in der gemeinsam entschieden wird, ob eine Patientin oder ein Patient in die Warteliste aufgenommen wird oder nicht. Dabei kann neben medizinischen Kontraindikationen ein Ausschlusskriterium sein, dass die Patientin oder der Patient aufgrund der transplantationspsychologischen Evaluation nicht als geeignet angesehen wird, insbesondere im Falle einer unzureichenden Adhärenz und wiederkehrender

---

6 Vgl. *Dew/DiMartini/De Vito Dabbs u. a.*, Rates and risk factors.

7 Vgl. *Schulz/Kroencke,* Psychosocial challenges.

Rückfälle beim Konsum von Alkohol oder anderen Suchtmitteln, so dass eine konstante Abstinenz trotz therapeutischer Unterstützung nicht gewährleistet werden kann.

Nach der „Listung" beginnt dann die Wartezeit für die Patientin oder den Patienten, in der die fortschreitende Erkrankung nicht nur eine somatische Belastung darstellt, sondern auch eine große psychische Herausforderung. Es kommt zur wiederkehrenden Konfrontation mit der Möglichkeit, dass ein Organ für die Patientin oder den Patienten nicht rechtzeitig zur Verfügung stehen könnte. In der transplantationspsychologischen Begleitung werden Ängste und Befürchtungen angesprochen, ein Umgang mit den körperlichen Veränderungen entwickelt, die Bewertung der resultierenden Veränderungen in der Selbstversorgung hinterfragt und die Rollenveränderungen im sozialen Umfeld betrachtet. Dabei besteht die besondere Herausforderung darin, zu eruieren, was noch veränderbar ist und was die Patientin oder der Patient lernen muss zu akzeptieren. Hierbei kann es zum einen notwendig sein, mit der Patientin oder dem Patienten über Sterben und Tod zu sprechen. Zum anderen gilt es, die Hoffnung auf ein mögliches Organangebot zu stärken, um die Patientin oder den Patienten motiviert zu halten, alles zu tun, um den Tag der Transplantation zu erreichen. Diese Zeit ist für die Patientin oder den Patienten extrem belastend; aber auch das ganze Umfeld einschließlich des medizinischen Behandlungsteams stehen vor der Herausforderung, die Folgen des Organmangels gemeinsam aushalten zu müssen.

Auch für Angehörige steht das Angebot der transplantationspsychologischen Begleitung zur Verfügung, denn das gesamte Umfeld einer Patientin oder eines Patienten ist von der Erkrankung mitbetroffen und wird doch gleichzeitig benötigt, um der Patientin oder dem Patienten die wertvolle soziale Unterstützung zur Verfügung zu stellen. Auch bei Angehörigen kann es zu Anpassungsstörungen kommen, welche zeitweise nicht allein bewältigt werden können. Häufig geht es dabei um Über- und Unterforderung der Patientin oder des Patienten, aber auch um die Akzeptanz der Erkrankung und des möglichen Todes einer oder eines Angehörigen. Gespräche und Aufklärung über die körperlichen und psychosozialen Veränderungen können dabei zum gegenseitigen Verständnis beitragen und die häusliche Atmosphäre wieder zum Positiven verändern. Dabei gilt es, auch die Angehörigen auf die eigene Psychohygiene aufmerksam zu machen, denn eine zusätzliche Erkrankung bedeutet eine weitere Belastung des familiären Systems.

Bis zu diesem Zeitpunkt zeigt sich meist noch keine tiefere Auseinandersetzung mit der zu leistenden Integration eines fremden Organs, vielmehr sehen die Patientinnen und Patienten die Transplantation vorwiegend als eine

Möglichkeit der Behandlung. Im psychodiagnostischen Interview wurde zwar die Frage gestellt, ob die Patientin oder der Patient mit einem „fremden" Organ leben könnte, aber zu diesem Zeitpunkt steht die eigene Not und weniger das Schicksal der Spenderin oder des Spenders im Mittelpunkt. Häufig herrscht die rationale Betrachtungsweise vor, dass der Mensch doch so oder so gestorben wäre. Während der Wartezeit kann es aber dazu kommen, dass sich der Patientin oder dem Patienten bei Verschlechterung des eigenen Gesundheitszustandes der Wunsch aufdrängt: „Würde doch endlich ein Mensch sterben und ich mein Organ bekommen." Dies führt in der Folge häufig zu einem „schlechten Gewissen" bis hin zu der Befürchtung, durch diese Gedanken den Tod eines Menschen tatsächlich herbeizuführen. Wenn Patientinnen und Patienten dies im transplantationspsychologischen Gespräch äußern, wird sehr direkt über die „Macht der Gedanken" gesprochen und die Nicht-Möglichkeit der Beeinflussung, ob ein Mensch stirbt oder nicht. Weiter tauchen auch Sorgen auf, ob ein Mensch denn wirklich tot sei, wenn seine Organe entnommen werden. Hier gilt es, den Patienten und die Patientin oder auch Angehörige zu beruhigen und aufzuklären über das genaue Vorgehen bei der Organentnahme und dem Umgang mit der Spenderin oder dem Spender.

Zusätzlich zu den genannten Belastungen muss die Patientin oder der Patient bis zum Zeitpunkt der Transplantation ständig abrufbar sein. Bei einigen Patientinnen und Patienten ist es wichtig, die durch die vielfältigen Stressoren entstehende Belastung mit therapeutischen Interventionen zu reduzieren, wie auch an der Entspannungsfähigkeit mithilfe von Entspannungsverfahren (z. B. Autogenes Training, Muskelentspannung nach Jakobsen, Atemübungen) zu arbeiten. Patientinnen und Patienten mit der Fähigkeit, ihr Stresslevel zu reduzieren und Entspannungsfähigkeit zu erlangen, profitieren meist auch im Verlauf nach der Transplantation von dieser Fähigkeit.

Kommt dann der „große Moment der Einbestellung", wenn die Patientin oder der Patient telefonisch informiert und aufgefordert wird, sich ins Transplantationszentrum zu begeben, heißt dies aber noch nicht, dass das Organ auch geeignet sein wird. Mit dieser Ungewissheit und den Ängsten, welche im Zusammenhang mit jeder Operation auftreten, begibt sich die Patientin oder der Patient ins Transplantationszentrum. Wird sie oder er wieder nach Hause geschickt, weil sich das Organ als nicht zur Transplantation geeignet erweist, kann dies als „eigenes Scheitern" erlebt werden oder für die Patientin oder den Patienten die Transplantation an sich in Frage stellen. Wendet sich die Patientin oder der Patient mit ihren bzw. seinen Fragen und Befürchtungen an die Transplantationspsychologie, wird die Notwendigkeit erläutert, dass die Patientin oder der Patient auf der einen Seite bereit sein muss für die Transplantation, aber erst bei Eintreffen des Organs geklärt werden kann, ob das Organ auch wirklich für die Patientin oder den Patienten geeignet ist, so dass in einigen Fällen sogar eine mehrfache erfolglose „Einbestellung" nicht vermieden werden kann. Dabei ist es wichtig, an das Vertrauen der Patientin oder des Patienten zu appellieren. Es gilt auch, die Patientin oder den Patienten dabei zu unterstützen, einen Umgang mit den entstandenen Gefühlen (Unsicherheit, Angst, Frustration, Enttäuschung, Wut) zu finden. Hier braucht es häufig die direkte Benennung und Akzeptanz und die Entwicklung eines adäquaten Umganges.

Auf ärztlicher Seite zeigt sich leider nicht immer Verständnis für die emotionalen Herausforderungen, mit denen die Patientin oder der Patient konfrontiert ist. Dies ist nachvollziehbar, da das Ärztinnen- und Ärzteteam darauf ausgerichtet ist, Leben zu retten und das Beste für die Patientin oder den Patienten zu wollen. Die Zweifel und Unsicherheiten, wie auch die Wut der Patientin oder des Patienten können im Behandlungsteam stark irritierend wirken und der Patientin oder dem Patienten als Non-Adhärenz ausgelegt werden. Hier kann die Transplantationspsychologie vermittelnd tätig werden und die Notwendigkeit verdeutlichen, den Gefühlen der Patientin oder des Patienten Raum zu geben, denn umso besser eine Patientin oder ein Patient mit ihren bzw. seinen Gefühlen im Zusammenhang mit Erkrankung, Wartezeit und Transplantation umgehen kann, umso besser wird sie oder er mit negativen Erfahrungen wie Absagen einer Transplantation und möglichen Komplikationen im Verlauf umgehen können. Es geht immer wieder darum, die Patientin oder den Patienten in ihren bzw. seinen Fähigkeiten zu schulen, mit Krisen einen förderlichen Umgang zu finden.

Auch in anderen Fällen von Konflikten zwischen Ärztin oder Arzt und Patientin oder Patient kann die Transplantationspsychologie eine „Vermittlertätigkeit" übernehmen und die Kommunikation zwischen Ärztin oder Arzt und Patientin oder Patient verbessern. Einige Patientinnen und Patienten verstehen es nicht, ihre Bedürfnisse adäquat auszudrücken, was zu Missverständnissen mit der Ärztin oder dem Arzt führen kann. So treten z. B. Patientinnen oder Patienten sehr dominant auf, weil sie eigentlich Angst haben und versuchen durch ihr Auftreten eine Form von Kontrolle zu erlangen. Die Ärztin oder der Arzt hingegen ist irritiert und nimmt sich in ihren bzw. seinen Anweisungen als nicht ernst genommen wahr. Es gilt dann, auf beiden Seiten zu intervenieren, um Missverständnisse, die die Zusammenarbeit gefährden können auszuräumen. Eine gute Ärztin- bzw. Arzt-Patienteninnen- bzw. -Patienten-Beziehung stärkt die Adhärenz der Patientin oder des Patienten. Von besonderer Bedeutung ist dabei die Adhärenz bei der Einnahme der immunsuppressiven Medikamente, da hierdurch die Wahrscheinlichkeit einer Organabstoßung gesenkt wird. Deshalb ist es so wichtig, Patientinnen und Patienten frühzeitig und wiederkehrend über die Wichtigkeit der Adhärenz aufzuklären und diese gegebenenfalls durch geeignete Maßnahmen zu unterstützen. Gerade wenn die Patientin oder der Patient eine vorwiegend externale Kontrollüberzeugung hat und z. B. die Verantwortung für ihre bzw. seine Behandlung vollständig an die Ärztinnen und Ärzte abgeben möchte oder die Notwendigkeit der meist mit Nebenwirkungen verbundenen immunsuppressiven Therapie nicht einsieht, kann dies zu fehlender Adhärenz führen. Hier gilt es aus therapeutischer Sicht, die Eigenverantwortung der Patientin oder des Patienten zu stärken und auf das Bündnis zwischen Patientin oder Patient und Ärztin oder Arzt hinzuweisen. Die Patientin oder der Patient bleibt die Expertin bzw. der Experte für ihren bzw. seinen eigenen Körper auch mit fortschreitender Grunderkrankung und der Belastung der Wartezeit. Die Ärztin oder der Arzt vermittelt die medizinischen Notwendigkeiten für ein gutes Gelingen. Weiter wird im Zusammenhang mit einem verleugnenden Verarbeitungsstil der Erkrankung und der Transplantation eine mangelnde Adhärenz beobachtet, was es notwendig erscheinen lässt, diese Patientinnen oder Patienten schon vor Transplantation zu identifizieren und wiederkehrend sowohl im somatischen als auch transplantationspsychologischen Kontext die Realität der Erkrankung und Transplantation zu benennen.[8] Es gilt, die Patientin oder den Patienten anzuleiten sich stufenweise hiermit zu konfrontieren, um damit die Verarbeitung zu fördern und indirekt das Outcome der Transplantation für diese Patientin oder diesen Patienten zu verbessern.

2. Inhalte und Aufgaben der Transplantationspsychologie nach der Transplantation

Nach der Operation wird zunächst eine Erleichterung beobachtet. Zum einen hat die Transplantation endlich stattgefunden, und zum anderen realisiert die Patientin oder der Patient, dass sie bzw. er überlebt hat. Viele Patientinnen und Patienten zeigen sich in dieser Phase euphorisiert und motiviert.

Bei einigen Patinetinnen und Patienten kommt es allerdings zu einem akuten organischen Psychosyndrom, welches früher als „Durchgangssyndrom“ bezeichnet wurde. Es treten vorübergehend Halluzinationen und Wahrnehmungsverschiebungen mit „verrückt“ erscheinenden Handlungsweisen auf. Bei der Patientin oder dem Patienten kann dies nachträglich ein Schamerleben

8 Vgl. *Köllner/Archonti*, Psychotherapeutische Interventionen.

und die Angst, psychisch krank zu sein, auslösen. Um hier keine Belastung entstehen zu lassen, ist es nowendig, dass die Patientin oder der Patient und auch die Angehörigen darüber aufgeklärt und so entlastet werden. Weiter berichten Patientinnen und Patienten über Albträume und Flashbacks, die transplantationspsychologisch unter Zuhilfenahme von traumatherapeutischen Interventionen mit der Patientin oder dem Patienten zu bearbeiten sind. Insbesondere die Realitätsüberprüfung kann die Patientin oder den Patienten unterstützen, eine schnelle Orientierung zu entwickeln und damit Belastung abzubauen. Weiter sind aber auch Stabilisierungstechniken und imaginative Verfahren wie der „sichere Ort" von Relevanz. Hierdurch kann in vielen Fällen die Entwicklung einer andauerenden posttraumatischen Belastungsstörung verhindert werden. Gerade bei sehr komplizierten Verläufen, welche einhergehen mit wiederkehrenden invasiven Eingriffen (erneute Operationen, Wiederbelebung nach Herzstillstand), kann dies in der Patientin oder dem Patienten die Wahrnehmung entstehen lassen, dass sie bzw. er keine Kontrolle mehr hat und dem System komplett ausgeliefert ist. Hier kann gerade durch imaginative Verfahren der Patientin und dem Patienten eine Möglichkeit an die Hand gegeben werden, den eigenen Gedankenraum selbst zu bestimmen und zu gestalten. Dabei wird insistiert, dass die Patientin oder der Patient versteht, warum die medizinischen Massnahmen durchgeführt werden müssen, und sie oder er die gedankliche Erlaubnis dazu geben kann. Da die Patientin oder der Patient sich im Verlauf immer wieder Untersuchungen und Eingriffen stellen muss, fördert eine offene Einstellung diesen gegenüber die Adhärenz, was wiederum eine positive Auswirkung auf den Gesamtverlauf hat.

Einen Sonderfall stellen Patientinnen und Patienten mit einem akuten Organversagen dar, bei denen präoperativ in der Regel keine transplantationspsychologische Evaluation möglich war. Diese Patientinnen und Patienten können im späteren Verlauf einen höheren Bedarf an transplantationspsychologischer Begleitung haben. Die Patientin oder der Patient, die bzw. der sich vor Transplantation in der Regel in einem guten Gesundheitszustand befand, erwacht auf der Intensivstation mit einem neuen Organ, welches ihr bzw. sein Leben in vielerlei Hinsicht verändern wird, z. B. durch die Notwendigkeit regelmäßiger Medikamenteneinnahme, vermehrter ambulanter Arztbesuche, die Beachtung von Hygienevorschriften etc. Als Folge kann eine posttraumatische Belastungsstörung als verzögerte Reaktion auf dieses belastende und nicht selbstbestimmte Ereignis (häufig hat eine Angehörige oder ein Angehöriger oder das Ärztinnen- und Ärzteteam darüber bestimmt, dass die Patientin oder der Patient transplantiert wird) auftreten. Dies sollte erkannt und der Patientin oder dem Patienten (und ihren bzw. seinen Angehörigen) in angemessener

Weise kommuniziert werden, um mit ihr oder ihm dann eine adäquate Verarbeitungsmöglichkeit (Traumatherapie) zu finden. Auch hier gilt, dass es Patientinnen und Patienten gibt, welche bereits über eigene geeignete Bewältigungsmechanismen verfügen und keine regelmäßige Unterstützung brauchen, andere hingegen benötigen eine Langzeittherapie zur Unterstützung der Krankheitsbewältigung. Es ist wichtig, dass auch aus medizinischer Sicht die Wichtigkeit einer qualifizierten Bearbeitung der psychischen Belastung verdeutlicht wird, denn Langzeitfolgen der posttraumatischen Belastungsstörung können das Leben einer Patientin oder eines Patienten stark einschränken.

Wie nach jeder Operation stellt die Schmerzbewältigung auch bei transplantierten Patientinnen und Patienten eine Herausforderung dar. Allerdings hat sich das medikamentöse Schmerzregime in den Kliniken sehr verbessert, sodass dieses Thema eher im späteren Verlauf auftritt. Denn viele Patientinnen und Patienten erachten Schmerzmittel als eine Belastung für das transplantierte Organ und verzichten darauf. Manchmal ist dies aber nicht vorteilhaft, da eine andauernde Schmerzproblematik sich chronifizieren kann, was eine starke psychische Belastung bedeutet und zum Auslöser von psychischen Störungen (z. B. Depressionen, eine erhöhte Rückfallgefahr bei Abhängigkeitserkrankungen) werden kann. Auch hier gilt es, die Patientin oder den Patienten aufzuklären und ihr oder ihm Angebote der psychotherapeutischen Schmerzbewältigung zu machen.

Nach Organtransplantation steht aus ärztlicher Sicht, aber auch für die meisten Patientinnen und Patienten als erstes die somatische Integration des Organs im Vordergrund. Durch Medikamente gilt es, die Abstoßung zu verhindern. Erst im Verlauf wird die psychische Integration zum Thema. In der Forschung gibt es eine große Diskrepanz zwischen dem Interesse am Thema und der tatsächlichen Zahl an aussagekräftigen Untersuchungen. So stehen bisher kaum Instrumente zur Verfügung, die sich mit dem Thema Organintegration auseinandersetzen.[9]

Im Rahmen der praktischen Arbeit treten bei der Organintegration verschiedene Themen in den Vordergrund. Da geht es, z. B. bei Patientinnen und Patienten mit einer alkoholischen Grunderkrankung, um die Frage nach dem eigenen Selbstwert: „Ich bin es nicht wert, dass jemand für mich gestorben ist." Diese Patientinnen und Patienten entwickeln ein „schlechtes Gewissen" der bzw. dem Verstorbenen und deren bzw. dessen Angehörigen gegenüber, auch

9 Vgl. *Zimbrean*, Body image.

wenn der Patientin oder dem Patienten vermittelt wurde, dass der Tod der Spenderin oder des Spenders unabhängig von der Organspende erfolgt ist.

Ein weiterer Aspekt ist die Identifizierung mit dem Organ: „Meine Petra (das transplantierte Organ) muss gepflegt werden." Oder: „Ich lebe nur noch für mein Organ". Diese Aussagen zeigen eine erfolgte Integration des Organs, aber es besteht die Gefahr, dass die Patientin oder der Patient ihr bzw. sein Leben nur noch auf den Organerhalt ausrichtet und das „eigene Leben" aus dem Blick verliert. Dabei kann es auch zu einer Veränderung der Gewohnheiten bis hin zum Eindruck einer veränderten Persönlichkeit kommen: „Seitdem ich transplantiert wurde, habe ich Appetit auf Dinge, die ich früher nie gegessen habe, das muss am Organ liegen." Von psychologischer Seite wird hier aufgeklärt über die körperliche Veränderung und Genesung, mit der z. B. auch ein Wandel des Geschmackssinnes stattfinden und damit Appetit auf bisher nicht präferierte Nahrungsmittel entstehen kann.

Andere Patientinnen und Patienten sehen ihr Organ als ein „Geschenk", welches „zurückbezahlt" werden muss: „Ich muss mein Organ verdienen, und daher muss ich mich besonders anstrengen und der Gesellschaft etwas zurückgeben." Dadurch kann es zur Überforderung kommen, weil die Patientin oder der Patient sich wiederkehrend an ihren oder seinen Aufgaben erschöpft, was wiederum Stressreaktionen auslöst und eine Veränderung von Immunparametern und in der Folge eine Abstoßungsreaktion begünstigen kann. Es gilt, einen verantwortlichen Umgang zu etablieren, in dem Anspannung und Entspannung eine gute Balance finden.

Um die o. g. aus dem klinischen Alltag stammenden Patientinnen- und Patientenaussagen und die bei einigen Patientinnen und Patienten auftretende teilweise oder vollständige Ablehnung des transplantierten Organs genauer zu explorieren und in Bezug zu setzen z. B. zu einem schweren Krankheitsverlauf (Abstoßung und Tod), bedarf es weiterer Forschung. Insbesondere müssen Interventionen generiert werden, die möglichst schon im Vorfeld einer Transplantation Anwendung finden und damit das Outcome der Transplantation weiter verbessern können.

Für die Patientin oder den Patienten wird die nächste wichtige Phase im postoperativen Verlauf eingeleitet, wenn sie oder er aus der Sicherheit des Transplantationszentrums heraus nach Hause geht. Zum einen ist dies ein Erfolg: Sie bzw. er hat es geschafft, und nun beginnt ihr bzw. sein „neues" Leben mit einer Zukunftsperspektive. Zum anderen zeigt sich ein Verlust der Sicherheit des Zentrums. Hier kann es zu emotionalen Zusammenbrüchen kommen, die wiederum für die Patientin oder den Patienten erschreckend sind. Durch frühe Aufklärung und eine gute Planung der Entlassung vom Wechsel zwischen

Anforderung und Entspannung gelingt die Rückkehr ins eigene Zuhause deutlich besser. Viele Patientinnen und Patienten nehmen auch eine Anschlussheilbehandlung in einer Rehabilitationsklinik in Anspruch, die ebenfalls den Übergang von der Fremdbestimmung in der Klinik in ein selbstbestimmtes Leben erleichtern kann.

In den nächsten Wochen steht die Patientin oder der Patient noch eng in Kontakt mit der Transplantationsambulanz. Diese Phase ist häufig von einer Euphorie begleitet, da die Patientin oder der Patient spürt, wie ihre oder seine Kräfte zurückkehren und sie oder er wieder am gesellschaftlichen Leben teilnehmen kann. Es können aber auch Konflikte auftreten, insbesondere wenn eine lange Krankheitsphase vorausgegangen ist, in der in der Familie eine veränderte Rollenverteilung entstanden ist, die nun der Patientin oder dem Patienten nicht mehr gerecht wird. Auf dem Genesungsweg möchte die Patientin oder der Patient ihre bzw. seine alten Aufgaben wieder zurückgewinnen, dies wird aber nicht unbedingt von allen toleriert. Hier kann es dann zu Konflikten zwischen einzelnen Familienangehörigen kommen, welche eine transplantationspsychologische Begleitung erforderlich machen. Es ist in diesem Zusammenhang auf eine angemessene Balance zwischen Unter- und Überforderung der Patientin oder des Patienten zu achten.

Im Rahmen der Ambulanzbesuche wird die Patientin oder der Patient wiederholt zur regelmäßigen Medikamenteneinnahme angehalten, wie auch in der Selbstbeobachtung geschult, um kritische Veränderungen rückmelden zu können. Einige Patientinnen und Patienten entwickeln in diesem Zeitraum eine hypochondrisch anmutende Selbstbeobachtung, gesteuert von der Angst, das Organ verlieren zu können. Hier ist eine therapeutische Auseinandersetzung indiziert, denn übermäßige Ängste belasten das Allgemeinbefinden der Patientin oder des Patienten. Es gilt, aus ärztlicher und pflegerischer Sicht aufmerksam zu sein, um der Patientin oder dem Patienten frühzeitig Gesprächsmöglichkeiten über ihre bzw. seine Gedanken und ihr bzw. sein Verhalten zu eröffnen. Auch in dieser Phase geht es darum, durch Edukation Ängste abzubauen und förderliche Verhaltensweisen zu entwickeln.

Des Weiteren entwickeln einige Patientinnen und Patienten extreme Ängste vor Infektionen. Die Patientinnen und Patienten werden geschult, potenziellen Infektionsquellen aus dem Weg zu gehen, doch nimmt dies bei einigen ein Ausmaß an, welches Symptomen einer Zwangsstörung gleichkommt. Hier muss an einer ausgeglichenen Einstellung zur Infektionsvermeidung und der eigenen Beweglichkeit im Leben gearbeitet werden. Anhand von Interventionen aus der Therapie für Zwangsstörungen kann eine Relativierung erarbeitet und eine Entlastung der Patientin oder des Patienten herbeigeführt werden.

Eine besondere Herausforderung stellt die Abstoßung des transplantierten Organs dar. Auch wenn dies nur in seltenen Fällen zu einem sofortigen Organverlust führt, können Patientinnen und Patienten zu einer Katastrophisierung der Situation neigen. Mit den realen Ängsten und einer möglichen Katastrophisierung muss gegebenenfalls ein therapeutischer Umgang gefunden werden. Aber auch die Ursachen für eine Abstoßung sollten exploriert werden, denn z. B. kann eine fehlende Adhärenz zur Abstoßung bis hin zum Organverlust führen. Es geht wiederkehrend darum, die Adhärenz zu verbessern und zu verstehen, warum der Patientin oder dem Patienten die erforderliche Verhaltensänderung so schwerfällt. Im letzten Schritt gilt es dann, förderliches Verhalten zu erlernen, mit dem Hinweis auf die Wichtigkeit in Bezug auf das transplantierte Organ. Es gilt dabei aber nicht, der Patientin oder dem Patienten mit einem möglichen Organverlust zu drohen, sondern sie bzw. ihn motivierend zu fördern, ein ausgeglichenes und eigenverantwortliches Verhalten zu entwickeln.

Im ersten halben Jahr nach der Transplantation geht es hauptsächlich um die körperliche Regeneration. Mit mehr Zutrauen in die eigenen Fähigkeiten beginnen die Patientinnen und Patienten, sich auch wieder ins soziale Leben zu integrieren, wozu auch die Wiederaufnahme der Berufstätigkeit gehört. Je länger und schwieriger die Erkrankungsphase vor einer Transplantation gewesen ist, desto wahrscheinlicher hat die Patientin oder der Patient ihren oder seinen Beruf aufgeben müssen. Trotzdem bleibt ein Ziel nach der Transplantation, möglichst viele Patientinnen und Patienten zur Wiederaufnahme der Berufstätigkeit zu ermutigen.[10] Forschungsbefunde zeigen, dass sich nicht wenige Patientinnen und Patienten aufgrund fehlender Motivation oder Angst vor Überforderung nicht zutrauen, eine Berufstätigkeit aufzunehmen.[11] Auch hier begleitet die Transplantationspsychologie eine Auseinandersetzung der Patientin oder des Patienten mit ihrer bzw. seiner eigenen Belastungsfähigkeit und mit einer gestuften Wiedereingliederung. Dabei fällt auf, dass manche Patientinnen und Patienten ihre Transplantation zum Beruf machen. Zwar besteht ein Regime an Untersuchungen und Gesundheitsverhalten, für das die Patientin oder der Patient verantwortlich ist, aber dies heißt nicht, dass es nicht vereinbar sein kann mit einer Berufstätigkeit. Zusammen mit dem Behandlungsteam

---

10 Vgl. *Engle*, Psychosocial aspects; *Dew/Switzer/DiMartini u. a.*, Psychosocial assessments.

11 Vgl. *Schulz/Kroencke*, Psychosocial challenges.

sollte das Thema Wiederaufnahme der Berufstätigkeit sukzessive thematisiert werden.

Im Bereich der Berufstätigkeit kann es zur Wahrnehmung von Diskriminierung kommen. Hier wird die Patientin oder der Patient transplantationspsychologisch unterstützt, gegebenenfalls auch mit einem Schwerbehindertenbeauftragten für ihre bzw. seine Rechte einzutreten. Einige der Patientinnen und Patienten neigen dazu, sich im beruflichen Kontext besonders beweisen zu wollen, um nicht als „schwächlich“ oder „Versagerin bzw. Versager“ zu gelten, was jedoch zur Überforderung führen kann. Hier kann zum einen das Selbstbild und die Erwartung von außen geklärt werden. Zudem gilt es immer wieder zu schauen, was an Energie der Patientin oder dem Patienten realistisch zur Verfügung steht. Dabei wird auf Interventionen aus der Burnoutprophylaxe zurückgegriffen.

Die Phase der Euphorie nach Transplantation nimmt im Verlauf der Zeit ab. Körperlich realisieren die Patientinnen und Patienten irgendwann keine Veränderung mehr und müssen beginnen, eine Akzeptanz für den erreichten Zustand zu entwickeln. Es kommt zu einer Desillusionierung, welche zur psychischen Belastung führen kann und unbedingt therapeutisch aufgefangen werden sollte. Auch treten die Nebenwirkungen durch die Medikamente zunehmend in den Vordergrund und stellen eine Belastung dar, welche wiederum die Anpassungsfähigkeit der Patientinnen und Patienten herausfordern. Hier zeigt sich, dass einige Patientinnen und Patienten, auch wenn sie vor Transplantation über mögliche Nebenwirkungen aufgeklärt wurden, dennoch überrascht reagieren. Dann gilt es, an der Akzeptanz zu arbeiten, denn eine fehlende Adhärenz gerade in Bezug auf die Medikamente, die zum Organerhalt eingenommen werden, kann wie bereits erwähnt zur Organabstoßung führen.

Eine weitere Aufgabe für die Transplantationspsychologie kann sich daraus ergeben, dass sich ein erneuter Substanzmissbrauch bei Patientinnen und Patienten mit entsprechender Vorgeschichte einstellt. Patientinnen und Patienten mit einem vorherigen Substanzmissbrauch (z. B. Alkohol) werden nach einer sechsmonatigen Abstinenz transplantiert. Es besteht zwar eine geringere Rückfallrate im Vergleich zu nicht transplantierten abhängigkeitserkrankten Patientinnen und Patienten, trotzdem kann es zu einem Rückfall kommen, insbesondere dann, wenn kein Alternativverhalten zum Suchtverhalten entwickelt wurde.[12] Hier hält die Transplantationspsychologie ein Angebot vor,

12 Vgl. *Bravata/Olkin/Barnato* u. a., Employment and alcohol use; *Gramenzi/Gitto/Caputo u. a.*, Liver transplantation.

Patientinnen und Patienten zu unterstützen, welche wiederkehrend an Suchtdruck leiden. Gemeinsam wird die Suchtgeschichte aufgearbeitet und neue förderliche Verhaltensweisen generiert. Die Patientin oder der Patient bleibt außerdem durch fortlaufende Substanzkontrollen in einer engmaschigen Beobachtung, was meist als stützend erfahren wird. Auch wenn es tatsächlich zu einem Rückfall kommt, z. B. bedingt durch den hohen Druck aus möglichen Komplikationen und den einhergehenden Veränderungen im Leben, steht ein transplantationspsychologisches Angebot zur Verfügung.

Mit Zunahme der Lebensdauer der transplantierten Patientinnen und Patienten stellt sich eine neue Frage: Wie altern diese Patientinnen und Patienten? Engmaschig angebunden an das medizinische System haben sie bisher die Erfahrung gemacht, dass fast alles behandelt werden kann. Die ersten Beobachtungen deuten dahin, dass es diesen Patientinnen und Patienten schwerer fällt, den „normalen" Alterungsprozess zu akzeptieren. Hier wäre eine entsprechende Fokussierung der Forschung wünschenswert.

3. Überlegungen zu transplantationspsychologischen Folgen der Xenotransplantation

Nachdem nun die Belastungen der Patientinnen und Patienten und die Aufgaben der Transplantationspsychologie bei Allotransplantation dargestellt wurden, geht es im nächsten Schritt um die Frage, welche Veränderungen die Xenotransplantation mit sich bringen könnte. Da diese Möglichkeit bisher nicht real existiert, soll noch einmal betont werden, dass es sich bei den folgenden Ausführungen lediglich um theoretische Überlegungen handelt.

Es kann davon ausgegangen werden, dass viele Aufgaben der Transplantationspsychologie auch dann bestehen bleiben. Denn es besteht unabhängig von der Quelle des Transplantats eine Grunderkrankung, für die Bewältigungsmechanismen und eine Akzeptanz entwickelt werden müssen. Auch stellt es für die Patientin oder den Patienten die gleiche Aufgabe, für sich zu entscheiden, ob sie oder er sich dem Prozedere der Transplantation unterziehen möchte. Damit einhergehend besteht die Wichtigkeit der Evaluation, um zu prüfen, ob die Patientin oder der Patient sich überhaupt in der Lage befindet, mit den zu erwartenden Veränderungen umgehen zu können und ob die o. g. psychosozialen Gründe für den Ausschluss von einer Transplantation vorliegen. Weiter kann es wie bei einer Allo- auch bei einer Xenotransplantation zu komplizierten Verläufen kommen, welche eine transplantationspsychologische Begleitung nötig machen. Für die Patientin oder den Patienten bleibt die Notwendigkeit, sich mit dem Outcome zu arrangieren und eine Adhärenz zu entwickeln für die Medikamenteneinnahme und ein förderliches Gesundheitsverhalten. Und allen Patientinnen und Patienten bleibt der Schritt zurück in ein „normales" Leben, was das erklärte Ziel einer jeden Transplantation ist.

Wenn es allerdings durch die Xenotransplantation keinen Organmangel mehr geben würde, wäre der Verlauf dahingehend verändert, dass nach Diagnose einer Erkrankung und Indikationsstellung zur Transplantation diese zügig ohne Wartezeit durchgeführt werden könnte. Die Patientin oder der Patient würde nicht mehr so stark körperlich abbauen, ginge damit in einem besseren Allgemeinzustand in die Transplantation, was eine bessere Prognose für den postoperativen Verlauf bedeuten würde. Auch würden die Ungewissheit und Ohnmacht, die Patientinnen und Patienten während der langen Wartezeit empfinden, deutlich reduziert. Patientinnen und Patienten auf der Warteliste haben bisher keine Möglichkeit, Einfluss zu nehmen. Daraus resultiert mit jeder Verschlechterung des Gesundheitszustandes eine Zunahme von Hilf- und Hoffnungslosigkeit. Diese würden ebenso abnehmen wie die Konfrontation mit einem möglichen Tod durch die Grunderkrankung, bevor ein Spenderorgan zur Verfügung steht. Die Patientin oder der Patient wäre also diesbezüglich mit einer geringeren „Todesangst" konfrontiert. Es bliebe allerdings die Angst vor dem ebenfalls potenziell lebensbedrohlichen chirurgischen Eingriff, die man allgemein bei allen größeren Operationen kennt. Dieser Angst könnte wie beschrieben mit therapeutischen Interventionen begegnet werden.

Als ein weiterer wichtiger Punkt ist auch die Planbarkeit der Xenotransplantation bedeutend. Die Patientin oder der Patient wäre nicht dem Stress der potenziell frustranen „Einbestellung" ausgesetzt, sondern man könnte mit ihr oder ihm den Transplantationstermin im Voraus festlegen und den „besten" Zeitpunkt wählen, nicht nur aus medizinischer Sicht, sondern auch unter Berücksichtigung psychosozialer Aspekte. Auch für das Behandlungsteam ergäben sich durch die bessere Planbarkeit Vorteile.

Andererseits wäre im Falle eines unbegrenzten Organangebots die Transplantation auch eine Option für Patientinnen und Patienten mit sehr geringen Erfolgsaussichten, die vorher aufgrund der Notwendigkeit einer „gerechten" Verteilung der Organe von einer Transplantation ausgeschlossen wurden. So würden auch weiterhin Patientinnen und Patienten in einem schlechten Allgemeinzustand transplantiert, für die eine intensive medizinische und transplantationspsychologische Betreuung erforderlich wäre.

Nicht zuletzt würde durch die Xenotransplantation die Organspendebereitschaft der Bevölkerung an Bedeutung verlieren. Es bräuchte keine Aufklärung über Organspende und keinen Spendeausweis mehr. Damit fiele für die Empfänger und Empfängerinnen die Abhängigkeit von der Spenderin oder dem

Spender und deren bzw. dessen Angehörigen und daraus eventuell resultierende Konflikte weg. Empfänger und Empfängerinnen müssten sich nicht mehr damit befassen, dass ein anderer Mensch „für" sie gestorben sei und einen Umgang mit dem daraus resultierenden „schlechten Gewissen" finden. Allerdings sind Gewissenskonflikte auch bei Xenotransplantationen nicht auszuschließen, da hier tierschutzrechtliche Bedenken zu beachten sind, die sicher zumindest für einen Teil der Empfänger und Empfängerinnen eine Rolle spielen dürften. Bei diesen könnte es, wenn die Organspende nicht sogar abgelehnt wird, zu Problemen bei der Organintegration kommen. Die Organintegration könnte aber auch durch stärkere Fremdheits- oder sogar Ekelgefühle bei der Übertragung tierischer Organe beeinträchtigt sein sowie durch Ängste z. B. vor artübergreifenden Erkrankungen. Ebenso wie präoperativ ist postoperativ insgesamt aber eher mit einer Angstreduktion zu rechnen, da im Falle eines Organverlusts die Chancen auf eine baldige Re-Transplantation besser stünden.

In Bezug auf die Adhärenz sind dagegen durch ein unbegrenztes Organangebot möglicherweise Nachteile zu erwarten. Aktuell wird die Notwendigkeit der Adhärenz nach Transplantation unter anderem damit begründet, dass bei Organabstoßung eventuell kein neues Organ bereitsteht. Ohne diesen Organmangel könnte die Adhärenz gegebenenfalls nicht mehr so ernst genommen werden, da die Patientin oder der Patient davon ausgeht, dass sie oder er erneut transplantiert werden kann. Gerade wenn die Medikamente mit vielen Nebenwirkungen einhergehen, könnte die Patientin oder der Patient auf die Einnahme verzichten, um sich für eine Zeit besser zu fühlen. Auch das Risikoverhalten in Bezug auf die eigene Gesundheitsfürsorge und Hygienevorschriften könnte zunehmen, da sich die Patientin oder der Patient nicht mehr einer so starken Bedrohung ausgesetzt sähen. Trotzdem bleibt die Erinnerung an den anstrengenden und oft angstbesetzten operativen Eingriff, was sicher viele Patientinnen und Patienten davor bewahren würde, das Organ aufs Spiel zu setzen. Aus medizinischer und insbesondere chirurgischer Sicht ist eine mehrmalige Re-Transplantation ohnehin problematisch und mit verringerten Erfolgsaussichten für die Patientin oder den Patienten verbunden.

Dennoch könnte die Bedeutung des Kriteriums der Adhärenz und insbesondere die Abstinenz von Alkohol und anderen Suchtmitteln abnehmen, sowohl aus Patientinnen- und Patientensicht, aber möglicherweise auch hinsichtlich der Relevanz als Ausschlusskriterium für eine Transplantation, da hier eine erneute Behandlung mit einem Xenotransplantat ja zur Verfügung stehen würde. Es wäre von Seiten der Verantwortlichen in der Transplantationsmedizin neu zu klären, welche Voraussetzungen für eine Transplantation als erforderlich angesehen werden, auch um einen Missbrauch des Verfahrens und die damit verbundenen erheblichen Kosten für das Gesundheitssystem zu verhindern.

Um die Forschung auf dem Gebiet psychologischer Auswirkungen einer Xenotransplantation voranzutreiben, wäre ein erster Schritt, mit aktuell transplantierten oder auch wartenden Patientinnen und Patienten themenbezogene Interviews durchzuführen, um zu erfahren, in welcher Hinsicht eine Xenotransplantation etwas verändern würde, doch bleibt dies ebenfalls in einem hypothetischen Raum.

Unabhängig davon, woher die transplantierten Organe stammen, bleibt es das Ziel der Transplantation, das Leben der Patientin oder des Patienten zu verlängern und ihre bzw. seine Lebensqualität zu verbessern. Es geht darum, einem lebensbedrohlich erkrankten Menschen durch die Transplantation wieder ein weitgehend „normales" Leben zu ermöglichen. Es bleibt für alle Patientinnen und Patienten eine Herausforderung, wenn ein krankes Organ entnommen und durch ein gesundes ersetzt wird, sowohl hinsichtlich der somatischen als auch der psychischen Konsequenzen. In jedem Fall ist es wünschenswert, dass die Bedeutung transplantationspsychologischer Aspekte nicht unterschätzt wird, denn Angst, Belastung und ständige Überforderung können das Resultat der Transplantation egal welcher Art verschlechtern. Durch Xenotransplantation sind wie beschrieben Veränderungen hinsichtlich einiger Aspekte der Transplantationspsychologie zu erwarten, wobei sowohl Entlastungen als auch zusätzliche Belastungen bzw. Herausforderungen für die Patientinnen und Patienten denkbar sind. Auch wenn die Aufgaben der Transplantationspsychologie in diesen Aspekten entsprechend angepasst werden müssten, ist damit zu rechnen, dass die Schwerpunkte der transplantationspsychologischen Arbeit erhalten blieben.

Literaturverzeichnis

Bravata, Dena M./Olkin, Ingram/Barnato, Amber E. u. a., Employment and alcohol use after liver transplantation for alcoholic and nonalcoholic liver disease. A systematic review, in: Liver Transplantation 7 (2001), 191–203.

Dew, Mary Amanda/Switzer, Galen E./DiMartini, Andrea F. u. a., Psychosocial assessments and outcomes in organ transplantation, in: Progress in Transplantation 10 (2000), 239–259, Quiz 260–261.

Dew, Mary Amanda/DiMartini, Andrea F./De Vito Dabbs, Annette u. a., Rates and risk factors for nonadherence to the medical regimen after adult solid organ transplantation, in: Transplantation 83 (2007), 858–873.

Engle, David, Psychosocial aspects of the organ transplant experience. What has been established and what we need for the future, in: Journal of Clinical Psychology 57 (2001), 521–549.

Gramenzi, Annagiulia/Gitto, Stefano/Caputo, Fabio u. a., Liver transplantation for patients with alcoholic liver disease. An open question, in: Digestive and Liver Disease 43 (2011), 843–849.

Köllner, Volker/Archonti, Christina, Psychotherapeutische Interventionen vor und nach Organtransplantation, in: Verhaltenstherapie 13 (2003), 47–60.

Schulz, Karl-Heinz/Ewers, Heike/Rogiers, Xavier u. a., Bedarf und Inanspruchnahme psychosozialer Betreuung nach Lebertransplantation, in: Psychotherapie Psychosomatik Medizinische Psychologie 57 (2007), 221–230.

Schulz, Karl-Heinz/Kroencke, Sylvia, Psychosocial challenges before and after organ transplantation, in: Transplant Research and Risk Management 7 (2015), 45–58.

Zimbrean, Paula C., Body image in transplant recipients and living organ donors, in: Current Opinion in Organ Transplantation 20 (2015), 198–210.

Ottmar Fuchs

Momente einer Transplantations-Pastoral

1. Hinführung

Ich gehe in meinem Beitrag von der Hypothese aus, dass medizinisch gesehen in Zukunft vieles von dem, was jetzt diesbezüglich erhofft wird, auch realisierbar sein wird. Ich gehe also nicht von der Hypothese aus, dass die Frage seelsorglicher und ethischer Absicht sich allein dadurch erübrigen könnte, dass die einschlägige Wissenschaft hier nicht viel weiterkommt. Ich habe in medizinischer Hinsicht nicht den *worst case*, sondern den *best case* im Blick.

Die Sehnsucht allerdings, möglichst lange mit möglichst guter Lebensqualität am Leben zu bleiben, ist nur auf den ersten Blick unschuldig. Denn sie kann zu einer Instrumentalisierung anderer Geschöpfe für genau dieses Ziel führen. Wer diesem Trieb also ungebremst nachgibt und wer keine Ressourcen der Vorsicht, von Schulderfahrung, von Verletzungen und Verletzlichkeit, keine derartigen Sensibilitäten aufbringt bzw. vermittelt bekommen hat, ist bei entsprechenden Herrschaftsverhältnissen in der großen Versuchung, anderes Leben zum Reservoir des eigenen Lebens zu degradieren.

Das für andere schädliche Ausleben des eigenen Lebens scheut sich nicht davor, Menschen für die eigenen Zwecke einzusetzen, gar ihre Not auszunutzen, sie wie Kapital zu „besitzen" und zu erniedrigen.[1] Dies kann, und die Phantasien dazu gibt es, soweit gehen, nicht nur Tiere, sondern auch Menschen zu klonen und zu züchten, ihnen von vorneherein personale Würde abzusprechen und sie als Instrumente der Organspende zu halten. Kazuo Ishiguro hat in seinem Roman „Alles, was wir geben mussten" genau eine solche Welt ebenso realistisch wie unheimlich und beklemmend erzählt.[2] Das Beängstigende dieses Romans vermittelt sich darin, dass diese Parallelwelt bis zu einem gewissen Grad selbst (mit der Auswahl von Betreuerinnen und Betreuer für die Spenderinnern und Spender, bis am Ende die ersteren selbst zu letzteren werden) human gestaltet ist, aber alles für den Zweck, dass bis zum Tod vier

---

1 Vgl. Zum kapitalistischen Hintergrund dieser Einstellung *Böhm/Fuchs*, Würde statt Verwertung.

2 Vgl. *Ishiguro*, Alles, was wir geben mussten.

Organentnahmen möglich sind. Hier zeigt sich im Extrem, was auch normal der Fall ist: nämlich auf Kosten anderer zu leben.

Es geht dabei um die Grunddifferenz: zwischen Leben- und Überleben-Wollen mit allen Mitteln und mit jeder Beanspruchung anderen Lebens, auf der einen Seite *und* ein Leben gestalten, das das Leben der anderen genauso wichtig nimmt wie das eigene, und dafür solidarisch eintritt, auf der anderen Seite. Um diese Einsicht zu vertiefen, begebe ich mich an andere „Orte", um von daher wieder auf unser Thema zurückzukehren. So eröffne ich in Abschnitt 2 bis 6 einen Horizont, vor dem unsere Fragstellung normative bzw. theologische Konturen bekommen kann. In Abschnitt 7 bis 8 erörtere ich das Thema vornehmlich im Horizont der zwischenmenschlichen Transplantation (Spenden von lebenden Menschen und Spenden von toten Menschen), allerdings gelten diese Optionen im *analogen* Sinn, also ganz anders und doch im Schutz vor ungebremster Verdinglichung vergleichbar, auch für Tiere. Die Abschnitte 9-11 führen die Überlegungen für eine Transplantationspastoral zusammen.

2. Schuld und Sühne angesichts der Opfer hegemonialen Lebens

Stefan Zweig hat in seiner eindrucksvollen Beschreibung eines Besuches bei Albert Schweitzer im Jahre 1932 zielsicher die Quintessenz seines Denkens und Handelns getroffen, wenn er schreibt:

> „Aber um seiner höchsten Tat willen, um jenes Spitals, das er aus reiner menschlicher Aufopferung, einzig um eine europäische Schuld zu sühnen, im Urwald von Afrika ganz allein, ohne irgendeine staatliche Hilfe gegründet und geschaffen, um dieser einzigartigen und beispielgebenden Selbstpreisgabe willen liebt und bewundert ihn jeder, der um das Menschliche weiß, all jene, denen Idealismus nur dann groß erscheint, wenn er über das geredete und geschriebene Wort hinausgeht und durch Selbstaufopferung zur Tat wird."[3]

Stefan Zweig bringt hier einen Begriff, den auch Albert Schweitzer in einer Rede von 1952 erwähnt,[4] nämlich den Begriff der *Sühne*. Dort bezieht er sich auf folgenden Tatbestand: Die Tatsache, dass es kein Leben gibt, das nicht schuldig werden müsste, nämlich in der „unausweichlichen Notwendigkeit […], Leiden zu verursachen, zu töten und uns damit abzufinden, dass wir, eben aus Notwendigkeit, schuldig werden"[5], treibt uns zur permanenten Sühne, „dass wir

---

3 *Zweig*, Unvergessliches Erlebnis, 11.
4 Vgl. *Schweitzer*, Das Problem des Ethischen.
5 *Schweitzer*, Das Problem des Ethischen, 235.

keine Gelegenheit versäumen, lebendigen Wesen Hilfe zu leisten."[6] Den Sühnegedanken nennt Zweig einen „mystischen Gedanken":

> „Und dann – mystischer Gedanke – dieser eine Mensch will für seine Person jenes ungeheure, unsagbare Unrecht sühnen, das wir Europäer, wir, die angeblich so kulturelle weiße Rasse, an dem schwarzen Erdteil seit hunderten Jahren begangen haben. Würde einmal eine wahrhafte Geschichte geschrieben werden, was die Europäer an Afrika verbrochen [...] haben [...], dann würde eine solche historische Aufstellung eines der größten Schandbücher unserer Rasse werden und unser frech getragenes Kulturbewusstsein für Jahrzehnte zur Bescheidenheit dämpfen. Einen winzigen Teil dieser ungeheueren Schuld will nun dieser eine religiöse Mensch mit dem Einsatz seiner Person bezahlen durch die Gründung eines Missionsspitals im Urwald – endlich einer, der nicht in die Tropen geht um des Gewinns, um der Neugier willen, sondern aus reinem humanen Hilfsdienst an diesen Unglücklichsten der Unglücklichen."[7]

Solche Sühne hat zwei Anteile: die Fähigkeit, sich durch Unrecht und Leid anderer verwunden zu lassen, und der daraus motivierte Wille, zugefügtes Leid wieder gut zu machen (siehe unten Abschnitt 10).

Und um derart sühnen zu können, setzt sich Schweitzer mit jungen Studierenden in Paris in die Hörsäle und studiert, nachdem er mit 30 Jahren Professor der Theologie geworden war, unter gar nicht leichten Lebensumständen Medizin, um dort hilfefähig zu sein, wo er ab 1930 sein wird: im Spital am Ogowe-Fluss in Lambarene.

3. Auf Kosten anderer

Ein ganz anderer Ort: Was Primo Levi bei aller Deutlichkeit, dass er in Auschwitz schuldloses Opfer und kein Mörder gewesen sei, gleichwohl immer wieder gedacht hat, war:

> „dass er auf Kosten anderer überlebt hat, dass sein eigenes Handeln oder Nicht-Handeln zum Tod Anderer geführt hat und dass sein eigenes Überleben angesichts des Todes eines Anderen an seiner Stelle unerträglich war. Er scheint der Meinung zu sein, an Stelle eines Anderen überlebt zu haben und hielt sein eigenes Überleben deshalb für eine illegitime Besetzung eines Platzes im Leben, der einem Anderen zustand."[8]

Primo Levi selbst kann diese Sensibilität für keinen Bereich und für keinen Menschen mehr verabschieden:

---

6 *Schweitzer*, Das Problem des Ethischen, 235.

7 *Zweig*, Unvergessliches Erlebnis, 12 f.

8 *Butler*, Am Scheideweg, 218.

> „Es ist nur eine Vermutung, ja eigentlich nur der Schatten eines Verdachts: dass jeder der Kain seines Bruders ist, dass jeder von uns (und dieses Mal gebrauche ich das Wort ‚uns' in einem sehr umfassenden, geradezu universalen Sinn) seinen Nächsten verdrängt hat und an seiner statt lebt. Es handelt sich nur um eine Vermutung, aber sie nagt an dir; sie hat sich in deinem tiefsten Inneren eingenistet wie ein Holzwurm. Von außen kann man sie nicht erkennen, aber sie nagt und bohrt."[9]

Mit dieser Einsicht aus der katastrophalen Erfahrung der Shoa heraus ist der Gedanke von Emmanuel Levinas gesprächsfähig: Das Subjekt ist Geißel. Insofern es von Verantwortungen besessen ist, die nicht auf Entscheidungen eines „frei nachsinnenden ‚Subjektes' zurückgehen, als folglich schuldlos angeklagte, ist die Subjektivität [...] verantwortlich für das, was die Anderen tun oder erleiden."[10] Diese Einstellung gewinnt also auch mit Levinas über die Unvergleichlichkeit der Shoa hinaus eine allgemeine Bedeutung, und heutzutage eine besondere Brisanz angesichts der strukturellen Verursachungen von Ausgrenzung und Not, mit Schuldzusammenhängen zwischen Menschen und Völkern, die im Wohlergehen leben, und der mindestens eine Milliarde Menschen, die unterhalb des Existenzminimums gerade überleben. Und dann jener Millionen von Menschen, die vor Hunger, Kriegsgewalt und Zerstörung nicht mehr überleben können und auf der Flucht sind.

Und immer mehr wissen und erspüren wir, dass dies auch für die ganze Schöpfung und für alle Geschöpfe gilt, für die Tierwelt, die Pflanzen und die Landschaften. Und ich frage mich umso mehr, wie es für Gott aushaltbar ist, dass ich so leben darf, und andere im Mittelmeer ertrinken. Wie Gott einmal das hinbekommen wird, dass es am Ende eine umfassende Gerechtigkeit gibt, ist mir genauso absolut rätselhaft, wie ich diese Hoffnung nicht aufzugeben vermag. Hans-Joachim Sander hat im Horizont der Unmöglichkeit des Menschen und der Menschheit und des ganzen Kosmos, sich selbst zu erlösen, vom Abgesang auf Utopie gesprochen.[11]

Wenn die Menschheit (einschließlich affirmativer Gottesverhältnisse) derart destruktiv existiert, dann bekommen die Verebbungstheoretiker Aufwind: Warum soll die Menschheit denn existieren, wenn es dafür keinen Grund gibt, wenn damit vielmehr die der Erde und ihrer Natur- und Tierwelt zugefügte Zerstörung und erlittenes und zugefügtes Leiden verewigt werden?

---

9 *Levi*, Die Untergegangenen und die Geretteten, 81.

10 *Lévinas*, Jenseits des Seins, 248; vgl. *Butler*, Am Scheideweg, 267.

11 Vgl. *Sander*, Sieben Fehlanzeigen.

So trifft die bisherige Theodizeefrage nach der Rechtfertigung Gottes angesichts des Leidens die Menschheit selbst.

Auch Karim Akerma[12] stellt diese Frage der Anthropodizee, ob es eine Rechtfertigung des Weiterbestehens der Menschheit gibt angesichts des Leidens, das die Menschen erduldet haben, erdulden und erleiden werden, einmal selbst verursacht, zum andern aber auch im Erleiden von Naturkatastrophen (die durchaus auch von den Menschen mitverursacht sein können). Während Religionen zu großen Teilen hemmungslos darauf angelegt sind, Gott und darin sich selbst und ihre eigene Rechtfertigung hervorzubringen, vor allem in der „missionarischen“ Rekrutierung ihrer Nachkommenschaft, kann sich die Menschheit selbst, auf sich geworfen, diesbezüglich nicht rechtfertigen.

Wie sehr das Katastrophale, das Desaster hinsichtlich der Existenz der Menschheit fasziniert, zeigt beispielsweise der Erfolg des Buches von Alan Weisman mit dem Titel „Die Welt ohne uns“, in dem vorstellungsfähig untersucht wird, wie die Welt einmal ohne die Menschen aussehen wird,[13] was sich fortsetzt in diversen Filmprodukten, die über Fernsehkanäle liefen (mit dem Titel „Zukunft ohne Menschen“). Das Spannende ist dabei, dass eine Wirklichkeit, die die Menschen gar nicht mehr sehen werden, eine Erde also, die beobachterunabhängig weiterexistiert und sich erholt („natürlich“ weiterhin mit Fressen und Gefressenwerden, aber nicht mehr so destruktiv für die Erde wie durch den Menschen), nun doch über das Medium Film beziehungsweise im Buch über das Medium der Literatur erfahrbar und sichtbar gemacht wird.[14]

4. Wege der Buße

Buße ist für diesen unvermeidlichen „Schatten“ der eigenen Existenz, dass man nämlich mit ihr anderen Menschen und Völkern und überhaupt anderen Lebewesen Lebensmöglichkeiten entzieht, zu „bearbeiten“: nämlich für diese persönlich unverschuldete „Schuld“, für dieses Nutznießertum aus den bestehenden Verhältnissen und zuungunsten anderer Menschen und Völker,

---

12 Vgl. *Akerma*, Verebben der Menschheit.

13 Vgl. *Weisman*, Die Welt ohne uns.

14 So hat der Dino-Park Münchehagen in seiner 2012 eröffneten Jahresschau „The future is wild“ eindrücklich dargestellt, wie es mit der Erde in den kommenden Millionen Jahre weitergeht.

sich auf den Weg annähernder Wiedergutmachung, der Genugtuung (die es als „genug" nie gibt) und damit auf den Weg der Sühne zu begeben.[15]

Wer ein gutes, gesegnetes und privilegiertes Leben geschenkt bekommen hat und gestalten durfte, weiß mit Primo Levi um die Schattenseiten dieses Geschenks, wie es sich in vieler Hinsicht auf Kosten anderer Menschen und Völker ereignet. Denn was Primo Levi über das kaum Überlebenkönnen nach Ausschwitz geschrieben hat (Levi hat sich 1987 in Turin das Leben genommen), gilt, wie er selbst betont, nicht nur für diesen Extremfall, sondern darin kommt die von Gott selbst zugelassene und geschaffene Grundstruktur der Schöpfung zum Vorschein.[16] Kein Wohlergehen ist unschuldig, auch wenn es zunächst keine persönliche Schuld ist. Kein Mensch kann selbstgefällig sagen, dass er oder sie doch ein guter Mensch sei, das hat sogar Jesus selbst abgewehrt (vgl. Mt 19,17). Deshalb sind Buße, Vergebungsangewiesenheit und „Genugtuung" ein nie zu verabschiedender Horizont menschlichen Lebens.

Dies bezieht sich schon auf die ursprünglichste Überlebenshandlung des Menschen, auf sein Essen und Trinken. Im Paradies war dies nicht so und im Reich des Messiaskönigs wird es auch nach Jes 11,6–8 nicht so sein.[17] Denn sogar der Löwe wird Stroh fressen. Tierfrieden und Messianische Zeit bedingen sich gegenseitig. Außerhalb des Paradieses entzieht der Mensch mit der Nahrung, die er braucht, zugleich der Natur und nicht selten auch anderen Menschen nicht nur Nahrung, sondern auch das Leben. „Das auf Nahrung angewiesene Leben lebt vom Tod anderen Lebens."[18] Genau dieser Zusammenhang wird in der Eucharistie bis zum Äußersten verschärft und zugleich gekippt, insofern sich Christus selbst zur Nahrung gibt und darin stirbt. Selbsthingabe frei gewählter Liebe in unfreier Konstellation.

Diese Gabe Christi bleibt aber nicht im Tod dessen, der sich hingibt, hängen, sondern bekommt in der Erzählung von der Auferstehung die Qualität einer Gabe Gottes, die unerschöpflich ist und bedingungslos. Von daher tut sich eine Gegenbewegung gegen das Auf-Kosten-anderer-Leben auf: „Die Gabe Jesu Christi erschließt sich als Kraft zum Leben da, wo Menschen im Vertrauen auf Gott ihr Leben riskieren."[19] Christi Hingabe endet nicht im endgültigen

---

15 Vgl. zu solchen und ähnlichen Möglichkeiten der Satisfaktion, hier hinsichtlich tatsächlicher Schuld in der eigenen Biographie am Beispiel von Tätern im Naziregime, *Kellenbach*, Christliche Vergebungsdiskurse.

16 Vgl. dazu am Beispiel einer Taufe *Fuchs*, Auf Christi Tod und Christi Leben getauft.

17 Vgl. *Bechmann/Kügler*, Kind und Reich Gottes, 47–53.

18 *Miggelbrink*, Essen als Realsymbol, 117.

19 *Miggelbrink*, Essen als Realsymbol, 118.

Verzehrtwerden und damit in der Selbstvernichtung, sondern repräsentiert eine diesseitig verborgene Kraft, in diesen Strukturen, wo viele auf Kosten anderer leben, für das Leben der Anderen einzutreten. Deshalb besteht Paulus darauf, dass sich das eucharistische Mahl innerhalb der Diakonie ereignet und dass bei diesem Essen die Armen nicht beschämt werden (vgl. 1 Kor 11,17–34).

Nichts so weit wie möglich und, wenn es gegeben ist, darüber hinaus, gegen das Nutznießertum zu tun, wäre dann doch eine persönliche Schuld. Zivilcourage wird fällig, wenn man sich in diese Auseinandersetzung lebensmäßig hineinbegibt: in den ersten Entscheidungen, in denen auch eigene Nachteile hingenommen werden, wenn es um die Perspektive und um die Unterstützung benachteiligter und gefährdeter Menschen geht. Die Solidarität kann auch „postheroisch" darin bestehen,[20] sich lebenslang an etwas abzuschuften und die Hingabe in dieser Form des Standhaltens und Nicht-Flüchtens einzulösen. Wann das eine und wann das andere nötig ist, das dauerhafte Zeugnis und das abrupte, dafür gibt es kein Gesetz, sondern nur die von der Liebe Gottes und von der Berufung her getragene Entscheidung in einer bestimmten Situation.

5. Gott ist mitschuldig

Warum es diese Strukturen des Bösen gibt, warum sie Gott zulässt, warum Gott nicht in einer machtvolleren Weise dagegen eintritt, warum gutwillige Menschen und Solidaritätsgruppen sich immer wieder als ohnmächtig erfahren müssen, ständig in der Gefahr von Resignation oder Gewalt, darauf gibt es in Bibel und Theologie keine befriedigende Antwort, schon gar nicht als Entschuldigung Gottes. Wer Gott diesbezüglich nicht entschuldigen kann, ruft nach Gottes Form der mitleidvollen Reue, wenn er denn tatsächlich ein unendlich liebender ist![21]

Wenn die Münchener Theologische Zeitschrift mit ihrem Themenheft „Xenotransplantation als theologische Herausforderung" weitgehend die Menschen in Verantwortung nimmt, müsste der Begriff der theologischen Herausforderung auch an und gegen Gott selbst gerichtet werden. Biblisch gesehen kann man Gott nicht (nur) als in sich harmonisch guten Argumentationshorizont christlicher Ethik und Seelsorge besprechen oder gar als Sinnhorizont, der zwar als Liebe geglaubt wird, aber eigentlich nicht für diese Liebe gegenüber den Erfahrungen der Lieblosigkeit und des Leidens einsteht. Gott kommt dann

---

20 Vgl. *Schüßler*, Grundlegung der Sozialpastoral, 61.

21 Vgl. *Döhling*, Der bewegliche Gott; *Fuchs*, Der zerrissene Gott.

selbst in die Gefahr einer Ideologie, die zwar argumentativ zugriffig bereitsteht, aber sich nicht in die Konkretheit hineinbegibt. Aber genau das ist ja nicht das christliche Gottesbild.

Es geht nicht um einen Sinnhorizont, wenn es um Gott geht, sondern im Extremfall genau um das Gegenteil, um die Durchbrechung von Sinn, vor allem in der Erfahrung von Krankheit und Todesnähe.[22] Hier können wir uns nicht mit der Sinnfrage begnügen, weil die Frage nach Krankheit, Todesnähe und Abwehr der Todesnähe durch Transplantation theologisch nicht im Sinn aufgeht. Es gibt keine glatte Antwort von richtig und falsch, von rein und unrein, sondern es gibt meist nur, konkret unterschiedlich, eine gemischte Konstellation, in der ein Faktor zu überwiegen scheint.

Die schärfste und vitalste Sinnlücke, der alle Menschen einmal ausgesetzt sind, ist die Lücke, die der Tod eines geliebten Menschen hinterlässt. Dies gilt umso mehr, wenn Menschen viel zu früh aus dem Leben gerissen werden. Die unverzeihliche Rücksichtslosigkeit solcher Erfahrung bringt Wut und Schmerz. Religiöse Menschen finden hier, grob gesprochen (es gibt immer auch gegenseitige, oft periodische Übergänge) zwei Möglichkeiten: einmal aus solchen und anderen Noterfahrungen heraus vor Gott zu klagen und ihn anzuklagen und zu beschuldigen angesichts dieses so unmotivierten und selbstherrlichen Handelns bzw. Zulassens; zum anderen die im Vertrauen eingeübte Spiritualität, Gott, das Ureigenste der eigenen Religion, unangetastet und unbefleckt zu halten und alles, obwohl es nicht der eigene Wille war, doch ergeben als unerklärbaren Willen Gottes anzunehmen.

Es gibt viele Gläubige, die in ihrem Gottvertrauen so weit sind, sich über alles hinweg oder durch alles hindurch unmittelbar in Gottes Willen zu fügen: Ergebung ohne Widerstand. Aber es gibt auch viele Menschen, die ihre Wut in die Gottesbeziehung hineinbringen (wollen) und erst durch heftigen Widerstand hindurch einmal zur Ergebung kommen. Diese haben es in den meisten Religionen nicht leicht, weil die offiziellen Frömmigkeitssysteme solche Rebellionen nicht gut aushalten. Viele biblische Texte gibt es, die für diese Menschen Partei ergreifen, in den Anklagen und Beschuldigungen Gottes der Psalmen und vor allem auch bei Hiob und in der Klage Jesu am Kreuz. Ich möchte (unbeschadet meines Respekts jenen gegenüber, denen die Gnade geschenkt ist, sich widerstandslos der Ergebung und der Doxologie zu überantworten) diese biblischen Anteile der Anklage Gottes „stark machen". Für etliche Menschen wird es immer unheimlicher, Gott unbeschadet und unbeschmutzt aus dieser

22 Vgl. *Sautermeister*, Xenotransplantation, 16.

Erfahrung herauskommen zu lassen, als wenn ihm nichts fehlte, wenn uns ein Mensch (oder auch ein geliebtes Tier[23]) fehlt. In solchen Augenblicken erweist sich Gott nicht nur als „White Box" der Religion (wie ein „weißer Riese" ohne Makel), sondern tatsächlich als „Black Box", als unerfindlich dunkle Macht im Leben.

6. Gott ist verwundbar

Von vielen Menschen wird diese Lücke als Kälte, als mangelnde Empathiefähigkeit und als mangelnde Solidarität Gottes erfahren. So ist es mir wichtig, dem Glauben und darin Gott etwas anzutun, weil den Menschen so vieles angetan wird und weil sie sich gegenseitig so viel Schlimmes antun. Die Bestätigungsdiskurse bezüglich Gott und des Glaubens werden den entsprechenden Rissen ausgesetzt. Die vielfältig apostrophierten Ruinen im Bereich der Wirklichkeit spiegeln sich dann in einem Gott, der selbst zumindest *auch* ruinösen und ruinierten Charakter hat. Der klassische Theodizeediskurs, der auf Verteidigung und Bestätigung aus ist, weicht dann einer schonungslos beschuldigenden Auseinandersetzung mit Gott. Man müsste in Zukunft genauer darüber nachdenken, wie weit die Inkarnation und insbesondere das Kreuzesgeschehen ein Ausdruck und ein Ort ist, wo Gott selbst diese angesprochene Schonungslosigkeit erfährt und sich selbst etwas antut und antun lässt, nicht nur etwas, sondern das Äußerste, und so seine Verletzbarkeit und Verwundbarkeit offenbart.[24]

Bei aller Ungeklärtheit Gottes in diesem Zusammenhang gibt es eine Kernbotschaft, die überhaupt den Glauben an einen Gott angesichts dieser Welt ermöglicht: nämlich dass Gott nicht in unverwundbarer Weise auf die Menschheit zukommt, sondern sich in Jesus Christus verwundbar gemacht hat und laufend verwundbar macht und schon immer verwundbar gemacht hat. Die Wunden Jesu sind die Wunden der Menschheit, weil dies auch umgekehrt gilt.[25]

Am Kreuz begegnet uns Gott an unserer verwundbarsten Stelle, verwundbar in dem Sinn, dass das menschliche Leben nicht nur an Freude, sondern auch an unvorstellbares Leid gebunden ist. Und zugleich begegnet uns Gott im Kreuz an unserer bösesten Stelle, an der grauenvollsten, und hält auch diese am eigenen Leib aus. Derart zum Opfer und derart (im Sinne von 2 Kor 5,21) „zur Sünde gemacht" reicht Gott in Christus nicht nur in den tiefsten Kreis der

23 Vgl. *Fuchs*, Gott, die Welt, mein Kater und ich, 33–40.

24 Vgl. *Keul*, Inkarnation.

25 Vgl. *Barnikol-Oettler/Roser*, Herausforderungen der Xenotransplantation, 54.

Hölle von passiver Leiderfahrung, sondern auch in den tiefsten Kreis der Hölle von aktiver Leidzufügung. Und darin reicht er auch in die Abgründe unserer Seele, die selbst auch an diesen tiefsten Grund noch ambivalent ist. Derart trifft zu, dass Christus nicht nur für *alle* Menschen gestorben ist, sondern immer auch für den *ganzen* Menschen. Denn der Satan, die metaphorische Lichtgestalt ohne Wunden, ist die Inkarnation der Selbstrechtfertigung, des Stolzes und der absoluten Unverwundbarkeit.

Auch dem widerständigen Menschen bleibt am Ende nichts anderes, als alles in der Doxologie, die Gott immer größer und weiter sein lässt als sich selbst, als das eigene Wohlergehen und die eigene Not, als die eigene Klage und Anklage, als die Erde, als den ganzen Kosmos: dies alles nochmals abzugeben an diesen unendlichen unerschöpflichen Gott, und darauf zu hoffen, dass Gott uns einmal in einer Weise begegnen wird, die alles umfängt, ohne irgendetwas dabei verloren gehen zu lassen. Doch ohne Widerstandslizenz könnte eine solche Doxologie schnell in der faschistischen Selbstunterwerfung landen, dabei ist sie das genaue Gegenteil davon, nämlich durch die Verschärfung hindurch Gott und seine Möglichkeiten weiter sein zu lassen als uns, selbst als unsere schonungslosen Erfahrungen. Es ist eine offene, eine nackte Hingabe an eine Wirklichkeit, der wir uns verdanken und auf deren endgültiges Gutsein wir, angesichts seiner in Christus geoffenbarten unbegrenzten Empathiefähigkeit, hoffen.[26]

Von Helmut Merklein stammt der bedeutsame Satz: „Wir können keine heile, wohl aber eine heilige Welt gestalten."[27] Diese Einsicht lässt Gott größer sein als das eigene Elend, im Glauben daran, dass Gott menschliches Leben auch noch im tiefsten Elend mitträgt und trägt und am Ende in die Ewigkeit hinein rettet.

Auch wenn wir keine heile Welt gestalten können, bleibt sie doch immer eine heilige, das heißt: eine, die in jeder Situation, auch in der letzten Ohnmacht, mit Gott in Verbindung bleibt. Nichts fällt aus dieser liebenden Beziehung Gottes heraus. Wie der heidnische Hauptmann im Markusevangelium (15,39) im gekreuzigten Jesus die wahrhaftige Gegenwart des Gottessohnes erkennt, so kann Merklein in der äußersten Ohnmacht die radikalste Nähe Gottes glauben: „[…] wie denn auch der Tod die einzige Möglichkeit ist, um ganz in die Nähe Gottes zu gelangen."[28] Wer darauf zu vertrauen vermag, muss nicht um *jeden* Preis diesseitig überleben wollen.[29]

---

26 Vgl. *Fuchs*, Der zerrissene Gott, 219–225.

27 *Merklein*, Studien zu Jesus und Paulus, VIII.

28 *Merklein*, Studien zu Jesus und Paulus, VIII.

29 Vgl. *Appel*, Preis der Sterblichkeit.

7. Zwischen Freiheit und Notwendigkeit

Die neuere Diskussion von Betroffenen sowie von medizinischer, hospizverantwortlicher und von theologischer Seite her haben mir deutlich gemacht, dass das nach wie vor notwendige Votum für den Organspendeausweis nicht blauäugig vertreten werden kann.[30] Ich spreche nicht gegen die Organspende, wohl aber dafür, zu wissen und auch sich und die Angehörigen darauf vorzubereiten, was man sich dabei ins Sterben und ins Abschiednehmen der Angehörigen hineinholt. So einfach, wie es so manche Drückerwerbung für die Organspende hinstellt, ist es nicht. Allein schon, wenn man dauernd die Information bekommt: dass die Organe selbstverständlich nach dem Tod der Spenderin oder des Spenders entnommen werden. Das ist nicht ganz richtig. Sie werden der lebenden Spenderin oder dem lebenden Spender nach dem Hirntod entnommen.

Bislang hatte ich alles weitgehend für geklärt gehalten und die Missstände um den Organhandel, die in den letzten Jahren durch die Öffentlichkeit gingen, konnten für mich die gute Sache nicht aushebeln.[31] Johannes Paul II. spricht, im Zusammenhang des Kampfes der Kultur des Lebens gegen die Kultur des Todes, von der Organspende als einer heroischen Tat aufrichtiger Selbsthingabe eines Menschen.[32] Die Begründung wird hier aus dem Herzen der christlichen Botschaft genommen, nämlich dem Gebot der Nächstenliebe, zugleich wird aber festgehalten, dass man „heroische" Taten nicht zum Maßstab einer allgemeinen Ethik machen kann. Organspende kann also nicht selbst zum *Gebot* werden, was bereits Pius XII. verdeutlicht hat: insofern man diese ethisch hochstehende Bereitschaft „nicht als eine Pflicht oder als einen pflichtgemäßen Akt der Nächstenliebe hinstellen"[33] kann.

Für die Position der Organspendenverweigerung wird allerdings kein *inhaltliches* Argument gegeben. Sie wird lediglich mit dem Verweis auf die Freiheit

---

30 Vgl. zum Folgenden *Krahe/Fincke*, Organspende. Ein Akt der Nächstenliebe; *Eibach*, Organspende. Moralische Pflicht und Akt der Nächstenliebe; *Eibach*, Keine moralische Pflicht; *Schlögel*, Organspende im Widerstreit; *Donauer*, „Plötzlich betroffen und entscheiden müssen".

31 Vgl. *Schmöe*, Ein Toter, 63.

32 Johannes Paul II. beim Ersten Internationalen Kongress der Gesellschaft für Organverpflanzung im Juni 1991, zitiert bei *Lehmann*, Zur Ethik der Organspende, Abschnitt I.

33 Johannes Paul II. beim Ersten Internationalen Kongress der Gesellschaft für Organverpflanzung im Juni 1991, zitiert bei *Lehmann*, Zur Ethik der Organspende, Abschnitt I.

begründet. So wird hintergründig vermittelt, dass eine Entscheidung gegen die Organspende dann doch kein positiv christliches Argument hinter sich hat. Dass auch die Nichteinwilligung vom Motiv der Liebe getragen sein könnte, kommt nicht in den Blick. Edel und verdienstvoll ist nur das andere. Der Vorwurf liegt darin, dass diejenigen, die sich nicht dafür entscheiden können, eigentlich keine akzeptablen Gründe dafür haben und damit unverantwortlich handeln.

Diese Unterstellung wird allerdings gründlich irritiert, wenn ein Philosoph wie Hans Jonas, der dem „Prinzip Verantwortung" in seiner Sozialphilosophie sein Hauptwerk gewidmet hat,[34] sich gegen die Organentnahme von sterbenden Hirntodpatienten, oder besser von Hirntoten, die nicht sterben dürfen, gewendet hat.[35] Auch in lehramtlichen Texten gibt es Spuren für eine positive Begründung der Organspendeverweigerung, die über das Freiheitsargument hinausgehen, wie die Bemerkung von Johannes Paul II., dass „Liebe, Selbstmitteilung, Solidarität und absoluter Respekt vor der Würde des Menschen der einzige gerechtfertigte Rahmen"[36] für die Organverpflanzung sei. Um diese in Würde sterbenden Menschen und ihren Angehörigen gegenüber geht es tatsächlich. Und es geht darum, dass Menschen, die sich für die postmortale Organspende entscheiden, darum wissen, dass sie nicht nur ihre Organe, sondern auch manch anderes aufgeben, was für die Sterbebegleitung und für die Begleitung der Angehörigen notwendig wäre. Darauf hat bereits Pius XII. 1944 hingewiesen: „Dass die ausdrückliche oder stillschweigende Zustimmung zu wichtigen Eingriffen in die Unverletzlichkeit des Leichnams im Interesse der Leidenden die den Verstorbenen geschuldete Achtung nicht verletze", auch „wenn man dafür stichhaltige Gründe hat."[37]

Mit diesem Wissen (und nicht mit seiner Verschleierung durch plakative Werbemaßnahmen für die Organspende) sieht die Entscheidung *dafür* dann

34 Vgl. *Jonas*, Das Prinzip Verantwortung.

35 Vgl. *Jonas*, Technik, Medizin und Ethik, 228 f. Hans Jonas hat damals, 1968, zur Definition des Gehirntodes der Kommission der Harvard Medical School Stellung genommen.

36 Johannes Paul II. beim Ersten Internationalen Kongress der Gesellschaft für Organverpflanzung im Juni 1991, zitiert bei *Lehmann*, Zur Ethik der Organspende, Abschnitt I.

37 Pius XII. in einer Erklärung zu damaligen Transplantationsverfahren vor allem mit Blick auf Hornhautablösungen und -übertragungen. Vgl. auch Johannes Paul II. beim Ersten Internationalen Kongress der Gesellschaft für Organverpflanzung im Juni 1991, zitiert bei *Lehmann*, Zur Ethik der Organspende, Abschnitt I.

ganz anders aus, einschließlich der Notwendigkeit einer darin zu gestaltenden Pastoral. Dahinter steht die christliche Einstellung, in der Hilfeleistung und Solidarität für andere Menschen nicht nur dann voranzuschreiten, wenn man dabei nichts mehr verliert (weil man ja ohnehin tot ist), sondern auch dann, wenn einem etwas genommen wird, wenn Nachteile damit verbunden sind: der Verzicht auf die Unversehrtheit des eigenen Leichnams und der Nachteil, den die Angehörigen dabei haben. Und wer sich nicht dafür entscheiden kann, ist nicht mit der Moralkeule zu bedienen,[38] weil die Wahrnehmung dieser Wahlmöglichkeit nicht nur das Freiheitsargument, sondern auch nachvollziehbare Begründungen auf ihrer Seite hat.

8. Lebend sterbend

Bei Menschen, die für hirntot erklärt werden, handelt sich nicht um einen Leichnam,[39] sondern um einen Leib, bei dem zwar das Gehirn, also die Steuerungszentrale für den ganzen Körper und alle Organe, für tot erklärt ist, der aber als solcher am Leben erhalten wird, damit die Organe vom lebenden Körper entnommen werden können.[40] Die Organe sind noch nicht gestorben.[41] Und mit ihnen auch nicht, was sich in ihnen angespeichert hat: die Niere eines Alkoholikers hat eine andere „Identität" als die Niere eines diesbezüglich enthaltsamen Menschen. Ob hier die These vom „Gengedächtnis" eine psychologische Erfindung ist oder, vor allem im Horizont der Epigenik, wonach Gene Umfeldkonditionen in sich aufnehmen und weitervererben können, doch etwas „Materiales" dran ist, bleibt vorläufig offen.[42] Vielleicht steckt doch mehr an kultur-anthropologischer Voraussetzung in der Definition des Hirntodes, vor allem auch im Zusammenhang westlicher Tendenzen, Vernunft und (Selbst-) Bewusstsein als exklusive Kriterien menschlichen Lebens anzusetzen. Die biblische Anthropologie dagegen sieht das Herz als Zentrum des Lebens und *darin*

---

38 Vgl. *Schmöe*, Ein Toter, 61, 200.

39 Es geht hier also (noch) nicht um die Unverletzlichkeit und Würde des menschlichen Leichnams, sondern um die Verletzung eines „lebenden Leichnams" durch Organentnahme zugunsten des Weiterlebens eines anderen Menschen. Zur Würde des Leichnams vgl. *Fiedler*, „Ich war tot und ihr habt meinen Leichnam geehrt."

40 Vgl. *Schumacher*, Hirntod und Organtransplantation; *Schmid*, Zehn Thesen; *Niederschlag*, Wann ist der Mensch tot; *Bavastro*, „Hirntod"

41 Vgl. *Schmöe*, Ein Toter, 100, 149.

42 Vgl. *Schmöe*, Ein Toter, 78, 89, 168.

des Denkens.: „Mehr als alles hüte Dein Herz, denn von ihm geht das Leben aus.“ (Spr 4,23).[43]

Es bleibt die Frage: Kann man neurobiologisch Hirnfunktionen auf das Gehirn reduzieren? Auf interessante Weise hat Giulia Enders in ihrem Darmbuch das Verhältnis von Gehirn und Darm geschildert und deutlich gemacht, dass es neurologisch kein einseitiges ist.[44]

> „Genau dieses Organ [der Darm; O.F.] sorgt in der Forschung derzeit für ein Umdenken – man beginnt die absolute Führungsstellung des Gehirns vorsichtig zu hinterfragen. Der Darm hat nicht nur unfassbar viele Nerven, sondern [...] auch unfassbar andersartige Nerven. Und es gibt nur ein Organ, das ebenfalls eine so große Vielfalt besitzt – das Gehirn. Das Nerven-Netzwerk des Darms wird deshalb auch Darmhirn genannt, eben weil es so groß ist und chemisch ähnlich komplex.“[45]

Was soll man nun mit solchen Einsichten hinsichtlich der Hirntodproblematik anfangen? Jedenfalls versteht man die Menschen, die auch über den Hirntod hinaus Angst vor der Organentnahme haben und nur unter der Bedingung Spenderinnen und Spender werden wollen, dass die Organentnahme mit Schmerzmittelnarkose und Muskelrelaxantien vorgenommen wird.[46]

Das Gehirn scheint zwar eine Zentrale zu sein, aber nicht so, dass es alle anderen Organe zentralistisch regieren würde, sondern die Organe „regieren“ mit, sie sind nicht hirnlos, sondern reagieren mit eigener „Kompetenz“. Der Körper scheint in dieser Hinsicht eher demokratisch als hierarchisch organisiert zu sein. Dass mit dem Hirntod in der Organtransplantation so umgegangen werden kann und darf, liegt einzig und allein an der Irreversibilität des mit ihm *beginnenden* Sterbenmüssens des ganzen Leibes.

9. Kautelen

Ich persönlich plädiere, auch bei allem Wissen um die angesprochenen Probleme, für die Organspendebereitschaft, stelle sie aber für mich und für die Pastoral der Kirche unter folgende (nicht erschöpfende) Kautelen. Es geht insgesamt darum, dass alle Beteiligten, auch die des medizinischen Apparats, den hier geäußerten Kriterien nicht gleichgültig gegenüberstehen.

---

43 Schmöe hat dieses Zitat ihrem Roman als Motto vorangestellt.

44 *Enders*, Darm mit Charme, 130–159.

45 *Enders*, Darm mit Charme, 132 f.

46 Vgl. *Schmöe*, Ein Toter, 158 f.

- Spender und Spenderinnen dürfen nicht den Angehörigen diese schwere Entscheidung überlassen, auch nicht, wenn man sich dazu vorher positiv geäußert hat. Die Verantwortung ist zu groß, und ich denke auch der Schock, der für sie in der Erfahrung der Prozeduren damit verbunden ist. Es ist also weiterhin darauf hinzuarbeiten, dass, wer sich dafür entscheidet, ein Dokument hinterlässt oder einen Spenderausweis bei sich hat, damit diese Entscheidung zweifelsfrei klar ist.
- Es ist nicht gut, wenn Spenderinnen und Spender und Angehörige nicht schon vorher über die näheren Umstände einer Organspende nach dem Hirntod gesprochen haben. Diese Informationspflicht darf nicht einseitig betrieben werden, sondern muss die negativen Folgen für die Angehörigen ausdrücklich im Blick haben.
- Der Einstellung gegenüber, dass es so und so egal sei, was nach dem Tod geschieht, ist mit der Motivationsarbeit entgegenzutreten, dass dies aus Nächstenliebe über den Tod hinaus geschieht und dass die Organentnahme Nachteile für den eigenen Leib und für die Angehörigen bringt. Es ist also tatsächlich eine Solidarität, die etwas kostet!
- Einer dieser Nachteile kann sein, und es geht darum, um diese Möglichkeit zu wissen, dass der lebende Körper bei der Organentnahme von Schmerz durchbebt wird. So ist es das Recht der Spenderinnen und Spendern, ihre Organspende mit der Forderung zu verbinden, vor der Organentnahme entsprechende schmerzstillende und muskelrelaxierende Mittel zu bekommen. Niemand weiß, wie viel und was hirntote sterbende Menschen noch „mitbekommen".[47]
- Es geht um das Wissen darum, dass die Sterbenden und die Angehörigen keine Zeit für die Sterbebegleitung haben werden. Die Angehörigen können nicht bei dem/der Sterbenden aushalten, bis alle Organe gestorben sind, sondern müssen sich von einem Leib verabschieden, der in seiner Ansichtigkeit alles andere als gestorben ist.
- Es geht auch darum zu wissen, dass die Organentnahme äußerst gewalttätig mit dem Körper umgeht. Dass am Ende der ausgeweidete Leib nicht als Abfall[48] behandelt wird, sondern seine integrale Würde behält, und dass sich alle Handlungen danach entsprechend orientieren, wäre eigens zu verfolgen.

---

47 Vgl. *Schmöe*, Ein Toter, 193.

48 Hier kann man durchaus den Abfalldiskurs anschließen: vgl. *Wagner* (Hg.), Abfallmoderne.

Der organspendende Mensch verzichtet nicht nur auf die Unversehrtheit seines Leichnams, sondern mutet sich, seinen Angehörigen zusätzlich zu seinem/ihrem Sterben schockierende Erfahrungen zu, die diese mitzutragen haben, und die deshalb davon im Vorhinein wissen sollten. Es gibt also kein Entweder-oder im Sinne der positiven oder negativen Bewertung einer Entscheidung, sondern immer ist es ein Kompromiss, eine Güterabwägung zwischen den beiden Positionen. Am Ende ist es der betroffene Mensch selbst, der aus seinem Kopf, Herzen und aus seinem Bauch heraus sich für das eine mehr entscheiden kann als für das andere.

Es ist die Aufgabe der Pastoral,[49] Menschen in diesen Entscheidungen beizustehen und sie über das hinaus zu informieren, was andere nicht tun. Zugleich ist es Aufgabe, von der christlichen Einstellung her, zugunsten eines anderen Menschen für sich selbst Nachteile zu riskieren, eine entsprechende Motivation für die Organspende mit aufzubauen. Man wird in der Pastoral aber auch denen beistehen, die nicht über den Schatten dieser Hingabe springen können. Denn, wie gesagt, letztere kann man nicht zum Maßstab eines allgemein ethischen Gesetzes machen. Es ist wichtig, dass die Beteiligten in diese Gesprächsprozesse miteingebunden werden, so dass man sich in einer derart unterstützten Weise dafür (oder dagegen) entscheiden kann.

Dabei erhebt sich die Frage, wie denn der Abschied mit den Spenderinnen und Spender zu gestalten sei. Ich möchte dabei an die letzte Salbung am Ende des Lebens denken.[50] Es wäre zu überlegen, ob es dafür noch eine von den Erhaltungsgeräten zusätzlich ermöglichte Zeit gibt,[51] mit den Angehörigen diese Symbolhandlung zu feiern: zusammen mit dem und an dem sterbenden Leib des hirntoten Menschen. So dass nicht nur die Einwilligung von den Medizinerinnen und Medizinern ernst genommen wird und dann passiert *alles,* und die Angehörigen werden mit allem, was danach kommt überfallen, sondern dass es noch einen Zeitraum gibt, wo in angemessener Form der sterbende Mensch begleitet und Abschied genommen werden kann. Wir wissen auch hier nicht letztlich, was der sterbende Mensch noch spürt von diesen Berührungen des Sakraments. Jedenfalls kann dies für die Sterbebegleitung der Angehörigen ein segensreicher Moment des Innehaltens und der Hoffnung über den Tod hinaus sein.

---

49 Vgl. *Weiher/Feldmann*, Seelsorge und Krisenbegleitung.

50 Vgl. *Fuchs*, Sakramente, 157–180.

51 Bundeszentrale für gesundheitliche Aufklärung auf der Website zur Organspende: „Falls nötig kann eine künstliche Beatmung auch über längere Zeit erfolgen."

10. Dankbar und verantwortungsbereit

Nicht das vorsichtige und gewissenhafte wie gewissenschwere Zulassen von Organverpflanzungen, sondern ihre ungebremste Hemmungslosigkeit und Selbstverständlichkeit sowie die Ideologie der Machbarkeit sind problematisch. Das Pathos freier Entscheidungen kann man sich sparen, denn es handelt sich um Not- und Zwangssituationen, in denen die Alternativen vorgegeben sind und in denen vieles als alternativlos empfunden wird. Die Freiheit wird reduziert durch den Wunsch, am Leben bleiben zu wollen bzw. einem Menschen dies zu ermöglichen. Dies ist durchaus legitim und auch ein Akt der konkreativen Mitschöpfung.[52]

Entscheidend ist jene spirituelle Einstellung, in der eingesehen wird, dass die empfangene Transplantation niemals rein, nie unschuldig ist und dass der Erfolg diesen Schuldzusammenhang nicht beseitigt, dass Menschen aber in dieser insgesamt von Gott zu verantwortenden Welt zu einem solchen „Kompromiss" gezwungen sind, um am Leben zu bleiben. Ohne positive Diskriminierung des eigenen Plantatempfangs gegenüber den anderen auf Plantate Wartenden bzw. (bei lebenden Spendern und Spenderinnen) gegenüber den durch die Entnahme Geschädigten wird es nicht abgehen. Es geht also um die Frage, „was mit den Rechten anderer, von der Hilfe potentiell Betroffener, vereinbar"[53] ist.

Ich möchte hier die traditionelle theologische Einsicht der Wiedergutmachung bzw. Sühne bemühen (siehe oben Abschnitt 2-4). Was Konrad Hilpert in seinem Beitrag „Die Macht des Herzens" herausarbeitet, ist die in dieser Herzensmacht ermöglichte Ohnmacht der Vulnerabilität, der Verletzlichkeit zugunsten anderer.[54] Das Am-Leben-Bleiben auf Kosten eines anderen Lebens, die Rettung aus einer ansonsten tödlichen Verwundung, verbindet sich dann mit einer bearbeitbaren, das Leben sensibler werdenden Verwundbarkeit durch ein wund gewordenes Gewissen. Es ist die Einsicht, durch die tödliche Verwundung eines Menschen zwar gesund, aber nun in anderer Weise nun verwundet und verwundbar zu sein: mit einer Sensibilität für Wiedergutmachung in künftigen Engagements für die Schöpfung, in Feiern der Dankbarkeit, in Solidarität für benachteiligte und leidende Menschen. Durch einen anderen Menschen

---

52 Vgl. *Sautermeister*, Xenotransplantation, 20; und *Barnikol-Oettler/Roser*, Herausforderungen der Xenotransplantation, 56, wo von dem geringen Spielraum der Patienten/innen die Rede ist.

53 *Sautermeister*, Xenotransplantation, 17.

54 Vgl. *Hilpert*, Die Macht des Herzens, 53.

mit einem neuen Organ für ein zweites Leben beschenkt zu sein, kann dem Leben ein neues Vorzeichen geben, sodass es nicht einfach wie bisher weitergeht. Eventuelle Siegergefühle, die Krankheit derart besiegt zu haben, kreuzen sich dann mit der Demut, das Leben nicht mehr siegerbezogen zu gestalten.

Diese Grundbefindlichkeit, sich anderen zu verdanken, nicht wahrhaben zu wollen und permanent nur vom eigenen Ich her defensiv zu reagieren, führt zu einer Einstellung, die darauf angelegt ist, eigene Verwundbarkeit zu verhindern, ängstlich bis kaltschnäuzig auf Kosten anderer. Wer instrumentell und ohne Problematisierung mit Transplantation umgeht, wird diesen spirituellen Tiefgang ohnehin für überflüssig halten, weil er/sie ja das Recht auf ein neues Organ und auf das Überleben habe.[55] Hier kann am Krankenbett wohl kaum viel von dem nachgeholt werden, was bereits vorher in einer entsprechenden sensiblen Umgebung hätte gelernt werden können und müssen. Hier zeigt sich eine besondere Verantwortung der Alltagspastoral in den Sozialformen der Kirchen bezüglich jener spirituellen Einsichten und Haltungen, die ich oben (in Abschnitt 2-6) in den Blick genommen habe.

11. Seelsorge auch als Intervention

Hier trifft zu, was Barnikol-Oettler als besondere Herausforderung an die Seelsorge verdeutlicht: insofern es Patientinnen und Patienten gibt, deren Sicht der Dinge und deren Einstellungen „befremdend, erstaunlich, mitunter ärgerlich" sind. Man kann sie „nicht wirklich wertschätzen". Man muss ihre „Fremdheit aushalten". Und dieses Aushalten ist verbunden mit dem „Aushalten an eigener Angst und Unsicherheit". Und dennoch haben auch solche Menschen ein Recht auf Gnade, ein Recht auf Seelsorge und Begleitung, auch wenn man sie nicht versteht, auch kontrafaktisch zu ihrer eigenen gnadenlosen Einstellung.[56] Diese Zumutung des Befremdlichseins ist von der Seelsorge an die Theologie weiterzugeben, auch in dem Sinn, dass sie als Zumutung an Gott weitergegeben wird.[57] Gott selber ist angesichts der Differenzen und Widersprüche in diesem Leben zu dekonstruieren, und Gott kommt uns damit in Christus am Kreuz zuvor.

Man kann hier kaum die Einstellungen mancher Personen vertreten und muss gleichzeitig auf ihrer Seite stehen.[58] Und das gilt noch im Zusammenhang

---

55 So ein Teil der Empfänger in ihrer Reaktion auf Transplantationen; vgl. *Barnikol-Oettler/Roser*, Herausforderungen der Xenotransplantation, 56.

56 Vgl. *Barnikol-Oettler/Roser*, Herausforderungen der Xenotransplantation, 59.

57 Vgl. *Barnikol-Oettler/Roser*, Herausforderungen der Xenotransplantation, 59.

58 Vgl. *Barnikol-Oettler/Roser*, Herausforderungen der Xenotransplantation, 57.

mit der Einsicht, dass „Vorbehalte im Denken und Verhalten des Patienten gegenüber der Organtransplantation“ und auch solche Vorbehalte beim seelsorgerlichen Personal „ein erhebliches Risiko für den therapeutischen Erfolg“ darstellen.[59] Das hört sich wirklich wie die Quadratur des Seelsorgekreises an. Was Sautermeister als die Variable der „personalen Identität“ des Transplantatempfängers beschreibt, hat solche Differenzen in sich.[60] Gerade darin kann man es aber auch anders sehen: Die dankbar-verwundbare Form der Integration von Transplantationen in den eigenen Körper und in die eigene geistig-geistliche Identität steigert die Haltung der Hochschätzung und der durchaus liebevollen Annahme der spendenden Person, auch wenn sie unbekannt bleibt.[61] Diese Wertschätzung könnte sich sogar als eine psychologische Unterstützung reduzierter Immunabwehr auswirken.

Die Seelsorge hat nicht nur eine affirmativ begleitende Funktion, sondern eine kritische, eine „prophetische“ Aufgabe.[62] Sie wird besonders nach Spiritualitäten Ausschau halten und diese verstärken oder zu schenken versuchen, die befähigen und die Kraft geben, die dazu ermächtigen, Risiken im Vertrauen auf Gott durchzustehen und Dankbarkeit auch für all das zu entwickeln, was während einer Krankheit an Mitsorge von Nahestehenden, an medizinischer und pflegender Hilfe und an Freundlichkeit erfahren werden darf. Dies ist nicht selbstverständlich, denn Krankheit kann auch neidisch, mürrisch und böse machen. Von daher kommt die Ermutigung auf die Seelsorge zu, gerade Menschen, die sich als hilflos erfahren, die in Gefahr sind sich selbst als unerträglich fremd zu erleben und sich selbst auszugrenzen, die frohe Botschaft anzubieten, dass sie niemals aus Gottes Hand und Liebe fallen können.

Je mehr ein Seelsorgegespräch jene Transzendenz berührt, in der Menschen einen Halt jenseits von sich selbst finden, kann sich das Geschenk jener Gnade erschließen, die von diesem Halt außerhalb unserer Selbst den Selbsterhalt relativieren kann, gewissermaßen von diesem Standbein her das ganze Leben im Spielbein zu gestalten vermag und dass damit auch die Kraft zufließen kann, von diesem Halt her auferlegtes Leid in der Nähe des Kreuzes und damit Christi selbst, und darin aber auch des Auferstandenen, der die Wundmale am eigenen Leib trägt, zu sehen.

---

59 *Barnikol-Oettler/Roser*, Herausforderungen der Xenotransplantation, 56.
60 Vgl. *Barnikol-Oettler/Roser*, Herausforderungen der Xenotransplantation, 22.
61 Vgl. *Barnikol-Oettler/Roser*, Herausforderungen der Xenotransplantation, 23.
62 Vgl. *Fuchs*, Hermeneutische Freiheit; *Fuchs*, Im Brennpunkt, 102–144.

Solche Seelsorge geht nicht einfach in einer einstimmend-bestätigenden Beziehung auf, sondern kann ihr ganz anderer, auch sperriger Bestandteil sein, vielleicht sogar einer, der eine überraschende Kraft hat, gerade auch dann, wenn es um Inhalte geht, die in dieser Seelsorgebeziehung zunächst nicht gesucht sind. Aber solche Interventionskraft kann immer nur nicht-dirigistisch, sondern vorsichtig und neue Möglichkeiten eröffnend geschehen. Eine Kritik ist gefragt, die nicht mit Liebesentzug droht, sondern mit umso größerer Liebe für eine Solidarität öffnet, die sich auch dann nicht zurückzieht, wenn die Intervention misslingt.

Literaturverzeichnis

Akerma, Karim, Verebben der Menschheit? Neganthropie und Anthropodizee, Freiburg i. Br./München 2000.

Appel, Kurt, Preis der Sterblichkeit. Christentum und Neuer Humanismus, Freiburg i. Br. 2015.

Barnikol-Oettler, Bernhard/Roser, Traugott, Herausforderungen der Xenotransplantation für die Klinikseelsorge, in: Münchener Theologische Zeitschrift 65/1 (2014), 55–61.

Bavastro, Paolo, „Hirntod“. Die umkämpfte „Für-tot-Erklärung“. Handelt es sich um eine utilitaristische Setzung?, in: Böttigheimer, Christoph/Fischer, Norbert/Gerwing, Manfred (Hg.), Sein und Sollen des Menschen. Zum göttlich-freien Konzept vom Menschen, Münster 2009, 57–82.

Bechmann, Ulrike/Kügler, Joachim, Kind und Reich Gottes. Bilder von Glaube, Liebe und Hoffnung, Stuttgart 2015.

Böhm, Manfred/Fuchs, Ottmar, Würde statt Verwertung in der Arbeitswelt, Würzburg 2022.

Butler, Judith, Am Scheideweg. Judentum und die Kritik des Zionismus, Frankfurt a. M./New York 2013.

Döhling, Jan-Dirk, Der bewegliche Gott. Eine Untersuchung des Motivs der Reue in der Hebräischen Bibel, Freiburg i. Br. 2009.

Donauer, Marita, „Plötzlich betroffen und entscheiden müssen“. Erfahrungen mit der Organspende aus Angehörigensicht, in: Zeitschrift für medizinische Ethik 58/2 (2012), 183–189.

Eibach, Ulrich, Keine moralische Pflicht. Bei jeder Organspende ist auch die Situation der Angehörigen zu berücksichtigen, in: Zeitzeichen 13/3 (2012), 17–19.

Eibach, Ulrich, Organspende. Moralische Pflicht und Akt der Nächstenliebe?, in: Wege zum Menschen 65/6 (2013), 515–534.

Enders, Giulia, Darm mit Charme: Alles über ein unterschätztes Organ, Berlin [10]2014.

Fiedler, Adelheid, „Ich war tot und ihr habt meinen Leichnam geehrt." Unser Umgang mit den Verstorbenen, Mainz 2001.

Fuchs, Ottmar, Auf Christi Tod und Christi Leben getauft, in: Schulz, Ehrenfried (Hg.), Sterben, Tod und Trauer. Predigten mit Hintergrund, München 1998, 15–18.

Fuchs, Ottmar, Der zerrissene Gott. Das trinitarische Gottesbild in den Brüchen der Welt, Ostfildern [2]2014.

Fuchs, Ottmar, Hermeneutische Freiheit und prophetische Eindeutigkeit, in: Merle, Kristin (Hg.), Kulturwelten. Zum Problem des Fremdverstehens in der Seelsorge, Berlin 2013, 275–298.

Fuchs, Ottmar, Im Brennpunkt: Stigma. Gezeichnete brauchen Beistand, Frankfurt a. M. 1993.

Fuchs, Ottmar, Sakramente. Immer gratis, nie umsonst, Würzburg 2015.

Fuchs, Ottmar, Gott, die Welt, mein Kater und ich, Würzburg 2021.

Hilpert, Konrad, Die Macht des Herzens. Interferenzen von Organbenennung, Ortsangabe und Sinnbildlichkeit, in: Münchener Theologische Zeitschrift 65/1 (2014), 37–54.

Ishiguro, Kazuo, Alles, was wir geben mussten, München [3]2005.

Jonas, Hans, Das Prinzip Verantwortung. Versuch einer Ethik für die technologische Zivilisation. Frankfurt a. M. 1979.

Jonas, Hans, Technik, Medizin und Ethik. Zur Praxis des Prinzips Verantwortung, Frankfurt a. M. 1990.

Kellenbach, Katharina, Christliche Vergebungsdiskurse im Kontext von NS-Verbrechen, in: Scherzberg, Lucia (Hg.), Theologie und Vergangenheitsbewältigung, Paderborn 2005, 179–195.

Keul, Hildegund, Inkarnation. Gottes Wagnis der Verwundbarkeit, in: Theologische Quartalschrift 192/3 (2012), 216–232.

Krahe Susanne/Fincke, Eberhard, Organspende. Ein Akt der Nächstenliebe? Pro und Contra Transplantationsmedizin, Würzburg 2013.

Lehmann, Karl, Zur Ethik der Organspende und der Transplantation. Vorlesung in der Universität Mainz am 14. Juli 2005.

Levi, Primo, Die Untergegangenen und die Geretteten, München 1990.

Lévinas, Emmanuel, Jenseits des Seins oder anders als Sein geschieht, Freiburg i. Br./München 1992.

Merklein, Helmut, Studien zu Jesus und Paulus, Teil 2, Tübingen 1998.

Miggelbrink, Ralf, Essen als Realsymbol der Fülle, in: Theologisch-praktische Quartalschrift 162/2 (2014), 115–122.

Niederschlag, Heribert (Hg.), Wann ist der Mensch tot? Diskussion um Hirntod, Herztod und Ganztod, Ostfildern 2013.

Sander, Hans-Joachim, Sieben Fehlanzeigen. Oder: Wie man der gefährlichen Profession und kritischen Berufung der Theologie ausweichen kann, in: Bucher, Rainer/Oxenknecht-Witzsch, Renate (Hg.), Was fehlt? Leerstellen der katholischen Theologie in spätmodernen Zeiten: ein Experiment, Würzburg 2015, 89–97.

Sautermeister, Jochen, Xenotransplantation aus theologisch-ethischer Sicht, in: Münchener Theologische Zeitschrift 65/1 (2014), 16–26.

Schlögel, Herbert, Organspende im Widerstreit. Theologisch-ethische Aspekte, in: Stimmen der Zeit 231/9 (2013), 597–606.

Schmöe, Friederike, Ein Toter, der nicht sterben darf. Ein neuer Fall für Kea Laverde. Kriminalroman, Meßkirch 2014.

Schüßler, Michael, Grundlegung der Sozialpastoral im Vatikanum II, in: Reininger, Winfried/Reidt, Ingried (Hg.), Kirche auf der Seite der Armen, Freiburg i. Br. 2013, 55–63.

Schmid, Bruno, Zehn Thesen zu „Hirntod und Organtransplantation", in: Ethica 21/2 (2013), 169–174.

Schumacher, Joseph, Hirntod und Organtransplantation, in: Ethica 21/3 (2013), 243–282.

Schweitzer, Albert, Das Problem des Ethischen in der Evolution des menschlichen Denkens, in: Zweig, Stefan/Feschotte, Jacques/Grabs, Rudolf (Hg.), Albert Schweitzer. Genie der Menschlichkeit, Frankfurt a. M. 1961, 223–239.

Wagner, Anselm (Hg.), Abfallmoderne. Zu den Schmutzrändern der Kultur, Wien/Berlin 2010.

Weiher, Erhard/Feldmann, Karl H., Seelsorge und Krisenbegleitung bei Hirntod und Organentnahme, in: Zeitschrift für medizinische Ethik 56/1 (2010), 57–69.

Weisman, Alan, Die Welt ohne uns. Reise über eine unbevölkerte Erde, München 2007.

Zweig, Stefan, Unvergessliches Erlebnis, in: Zweig, Stefan/Feschotte, Jacques/Grabs, Rudolf (Hg.), Albert Schweitzer. Genie der Menschlichkeit, Frankfurt a. M. 1961, 9–19.

Veronika Bogner

Identitätsarbeit begleiten

Theoretische und handlungspraktische Herausforderungen für die seelsorgliche Begleitung von Xenotransplantationspatientinnen und -patienten

1. Ein ethischer Identitätsbegriff

Fortschritte in der Xenotransplantation wecken große Hoffnungen, fordern aber auch zu Diskussionen heraus.[1] Aus der Perspektive des Patienten oder der Patientin, um die es bei Fragen der psychosozialen und seelsorglichen Begleitung in erster Linie geht, werden neben der Funktionalität des neuen Organs und der zu erwartenden Sicherheit der Behandlung verschiedene Aspekte thematisiert, die die Identität des Patienten oder der Patientin betreffen.[2] Der vorliegende Beitrag geht davon aus, dass mit einer schweren und unter Umständen lebensbedrohlichen Erkrankung (wie sie vermutet werden kann, wenn eine Transplantation angezeigt erscheint) Verunsicherungen in identitätsrelevanten Bereichen einhergehen können, die teilweise mit der Situation der Krankheit an sich und teilweise mit der Transplantation zusammenhängen.

Die folgenden Überlegungen basieren auf einem psychosozial fundierten, ethischen Identitätsbegriff.[3]

- Identität wird dabei als Konstrukt kohärent und authentisch erzählter, miteinander für sich und andere stimmig verbundener Lebensgeschichten verstanden. Identität entsteht in einem Prozess ständiger Verknüpfungsarbeit von inneren und äußeren Erfahrungen.

---

1 Vgl. zur aktuellen Diskussion z. B. *Sautermeister*, Tierische Organe.

2 Vgl. z. B. *Breitsameter*, Gefährdet die Xenotransplantation; *Kreß*, Xenotransplantation in ethischer, kultureller und religionsbezogener Hinsicht; *Manzeschke/Assadi*, Zur Bedeutung der Leiblichkeit; *Sautermeister*, Therapie; *Dirscherl*, Der andere in uns.

3 Die folgende Zusammenschau basiert auf *Keupp/Ahbe/Gmür u. a.*, Identitätskonstruktionen; *Müller*, Empirische Identitätsforschung, 119–121; *Pirker*, Fluide und fragil; *Keupp/Höfer*, Identitätsarbeit heute.

- Diese Erfahrungen werden miteinander verbunden, gedeutet, reflektiert und in Selbstnarrationen so versprachlicht, dass daraus Deutungen und Begründungen entstehen, die sich insgesamt zu einer als einheitlich erlebten Lebensgeschichte zusammenfügen.[4]
- Sie bildet sich in verschiedenen Kontexten wie etwa der aktuellen Handlungssituation, der Biografie und dem sozialen Umfeld, dem kulturellen und geografischen Kontext oder auch dem moralischen oder spirituellen Kontext eines Menschen.[5]
- Auf die Identitätsbildung wirken vielfältige persönliche Erfahrungen und lebensweltliche Bedingungen, wie persönliche Ressourcen, die Spannung zwischen Anerkennung und Ablehnung, die Lebenssituation, Werte und auch der Glaube eines Menschen. Das Zusammenbringen der unterschiedlichen Erfahrungen, Wahrnehmungen und Deutungen wird als Identitätsarbeit bezeichnet.[6]
- Die Identitätsarbeit geht von Selbstwahrnehmungen u. a. in emotionaler, sozialer, kognitiver oder körperlicher Hinsicht aus und ist wesentlich vom sozialen Umfeld und der Interaktion mit anderen Menschen geprägt, insofern sich die Selbstnarrationen vor anderen als haltbar erweisen müssen.[7] So geht es einerseits um die Selbstwahrnehmung und andererseits um die Wahrnehmung durch andere in einem dauernden, wechselhaften Prozess. Identitätsarbeit kann als Mittel gelten, in bewussten oder unbewussten Prozessen in und trotz Differenzerfahrungen, Ambivalenzen und Brüchen Kohärenz und Souveränität, Authentizität und Handlungsfähigkeit zu erlangen und soziale Anerkennung zu finden, um die sozialen Grundbedürfnisse zum einen nach Anerkennung und zum anderen nach Selbstwirksamkeit zu befriedigen. Identität ist also etwas Veränderbares und gleichzeitig Offenes[8] und damit auch etwas Fragiles[9].
- Das Gelingen von Identitätsarbeit zeigt sich in subjektiv und von anderen wahrgenommener Kohärenz und Authentizität sowie in der gelingenden Umsetzung von Identitätsprojekten, die Zeichen von Handlungsfähigkeit

4 Vgl. *Keupp/Ahbe/Gmür* u. a., Identitätskonstruktionen, 266–271.
5 Vgl. *Müller*, Empirische Identitätsforschung, 119–121.
6 Vgl. *Keupp/Ahbe/Gmür* u. a., Identitätskonstruktionen, 190–195.
7 Vgl. *Keupp/Ahbe/Gmür* u. a., Identitätskonstruktionen, 190–195.207–217.
8 Vgl. *Keupp/Ahbe/Gmür* u. a., Identitätskonstruktionen, 266–271, davon ausgehend: *Bogner*, Xenotransplantation als Herausforderung, 123–276.
9 Vgl. *Pirker*, Fluide und fragil.

sind. Damit steht Identität in Zusammenhang mit dem Thema des gelingenden Lebens und der Lebensführung.

- Der Identitätsbegriff hat eine handlungsorientierte Seite, die auf eine ethische Perspektive hinweist. Jede und jeder einzelne hat die Verantwortung für die Lebensführung im Sinne eines gelingenden Lebens. Dies ist allerdings nicht im Sinne einer Selbstoptimierung oder eines Identitätszwangs zu verstehen. Ausgehend vom Identitätsbegriff lassen sich aus einer empirisch orientierten Perspektive Werte formulieren, die sich auf das Gute an sich beziehen.[10]
- Angesichts der Fragmentarität der Identität eines Menschen kann der christliche Glaube einerseits ein Korrektiv darstellen und andererseits Hoffnungsgeber sein. Somit wird ein ganzheitliches Bild auf den Menschen möglich, das die spirituellen Aspekte einbezieht, Brüche und Scheitern integrieren hilft und den Blick offen hält für ein ‚Mehr', das verborgen im anderen liegt, der Identitätsarbeit eine Richtung gibt und eine Hoffnungsperspektive aufzeigt.[11]

Soll nun vorab eruiert werden, welche Fragestellungen aus der Perspektive von Patienten und Patientinnen im Kontext von Xenotransplantationen relevant sein könnten und damit in der psychosozialen und seelsorglichen Begleitung Thema werden könnten, müssen die Überlegungen zum aktuellen Zeitpunkt hypothetisch bleiben.[12] Um sich möglichen Themen zu nähern, kann aber im Sinne einer Analogisierung auf den Bereich der Transplantationsmedizin verwiesen werden. Da sich Patientinnen und Patienten erst einmal mit einer Krankheit, die eine Transplantation notwendig macht, sowie einer Transplantation, konfrontiert sehen, kann vermutet werden, dass viele Fragestellungen zum einen von der anstehenden Transplantation als medizinischer Methode

---

10 Vgl. *Hunold*, Identitätstheorie, 177–195; *Hunold*, Gelingendes Leben; *Sautermeister*, Identität und Authentizität.; davon ausgehend *Bogner*, Xenotransplantation als Herausforderung, 252–276.

11 Vgl. *Pirker*, Fluide und fragil; *Bogner*, Xenotransplantation als Herausforderung, 123–276.

12 Xenotransplantation stellt derzeit noch keine übliche Behandlungsmethode dar. Es gibt erste Transplantationen von Inselzellen zur Behandlung von Diabetes mellitus bei Patienten und Patientinnen. Die Transplantation von Organen wird im Tiermodell erforscht. Zu den derzeit möglichen Verfahren der Xenotransplantation vgl. *Reichart/Abicht/Mayr u. a.*, Diskordante xenogene Transplantationen; *Ludwig/Bornstein*, Xenotransplantation von Inselzellen. Erfahrungen in der psychosozialen Begleitung stehen noch aus.

und zum anderen von der Situation der schweren Krankheit an sich veranlasst sind. Davon ausgehend können dann antizipatorisch Hypothesen gebildet werden, die speziell den Fall einer Xenotransplantation und spezifische, damit einhergehende Fragestellungen betreffen. Dabei können sowohl die Themen aus dem ethischen Diskurs als auch Studien zur Akzeptanz von Xenotransplantation bei Transplantationspatienten und -patientinnen und in der Bevölkerung[13] einen Anhaltspunkt bilden.

2. Die Frage nach der psychosozialen Identität im Kontext von Xenotransplantation

Bei der Xenotransplantation wird „Material" einer anderen Art in menschliche Körper eingebracht. Mit Blick auf die philosophische Diskussion zum Personbegriff einerseits und auf die Frage, welche Art von materiellen (hier biologischen) Veränderungen für die psychosoziale Identität eines Menschen identitätsrelevant seien, andererseits, steht die Frage im Raum, ob sich mit der Veränderung der biologisch-materiellen Identität durch die Xenotransplantation eine Veränderung ergäbe, die diesen Menschen zu einem anderen mache, die ihn sich als anderen fühlen lasse oder die ihn als anderen erscheinen lasse.[14]

Auf dem Hintergrund eines psychosozial fundierten, ethischen Identitätsbegriffs ist für die Identitätsthematik damit zum einen die Frage nach der Selbstwahrnehmung der Patienten oder Patientinnen hinsichtlich ihrer Integrität und der Integrierbarkeit des Xenotransplantats (hinsichtlich des Identitätsziels der Kohärenz angesichts von Krankheits- und Fremdheitserfahrungen) und zum anderen die Frage nach der sozialen Anerkennung eines Menschen mit einem Xenotransplantat (hinsichtlich des Identitätsziels der sozialen Anerkennung) relevant.

2.1 Selbsterleben und Kohärenz angesichts von Xenotransplantation

Schon eine schwere und möglicherweise lebensbedrohliche Erkrankung, wie sie der Indikation einer Xenotransplantation vorausgehen würde, kann die Patientin oder den Patienten durch die existenzielle Situation und die mit der Behandlung einhergehenden Prozesse in identitätsrelevanten Bereichen

---

13 Vgl. zu den Studien *Thiersch/Marckmann*, Einstellungen von Patienten. Verschiedene Studien legen nahe, dass die meisten Befragten einer Xenotransplantation grundsätzlich positiv gegenüberstehen.

14 Vgl. *Beck*, Mensch – Tier – Wesen, 255–262.

verunsichern: a) im Bereich der körperlichen Wahrnehmungen, wenn die körperlichen Funktionen nicht mehr verlässlich vorhanden sind oder von Medikamenten oder Apparaten unterstützt bzw. erhalten werden müssen, b) im Bereich der persönlichen Sinndeutungen, weil – ausgelöst durch die Krankheit und angesichts der empfundenen Ohnmacht und Sinnlosigkeit – in dieser Situation die Sinnfrage auftreten kann und frühere Werte und Lebensinhalte in Frage gestellt werden können und Betroffene wie Angehörige mit der menschlichen Verletzlichkeit und Endlichkeit konfrontiert werden, c) im Bereich der sozialen Beziehungen, weil Rollenverteilungen durch die Situation der Krankheit durcheinander geraten können.[15] Die Entwicklung eines angemessenen Umgangs mit der Krankheit kann eine Herausforderung für die Identitätsarbeit darstellen, insofern die Krankheit als „Störfaktor" wahrgenommen wird und Verunsicherungen auslösen kann.[16] Dazu ergeben sich möglicherweise zusätzliche Verunsicherungen im Selbstbild durch die Fremdheit des Organs und dessen tierische Herkunft oder zu der Frage, ob das fremde Transplantat die Persönlichkeit verändern könnte. Manche Patientinnen und Patienten berichten von Veränderungen z. B. von Vorlieben oder Interessen, die sie nach einer Organtransplantation an sich wahrnehmen und auf das fremde Organ zurückführen. Die Transplantationspsychologie geht davon aus, dass eher die belastende Situation der Krankheit und die vielen Veränderungsprozesse und notwendigen Orientierungen, die diese mit sich bringt, ursächlich für solche Beobachtungen sein könnten.[17]

Angesichts der möglicherweise auftretenden identitätsrelevanten Verunsicherungen können Patienten und Patientinnen einerseits in der Suche nach Kohärenz und Handlungsfähigkeit angesichts ambivalenter Erfahrungen in existenzieller Not und andererseits beim Erlangen von sozialer Anerkennung und dem Vermeiden von Stigmatisierung angesichts der tierischen Organe im menschlichen Körper herausgefordert sein.[18] Sie stehen vor der Aufgabe, das Erlebte in ihr Selbstverständnis zu integrieren und einen Umgang mit bleibenden Herausforderungen zu finden. Der bewusste und in großen Teilen auch unbewusste Prozess der Identitätsarbeit stellt die Möglichkeit dar, diese Herausforderungen zu bewältigen. Dabei geschieht sowohl die Reflexion der

---

15 Vgl. *Shuford*, The spiritual journey, 195.

16 Vgl. *Haker*, Narrative Ethik, 170.188 f.

17 Vgl. *Kreß*, Xenotransplantation in ethischer, kultureller und religionsbezogener Hinsicht, 341; *Le Breton*, Nach der Transplantation, 51–53.

18 Vgl. *Bogner*, Xenotransplantation als Herausforderung, 198–232.

Erfahrung von Kranksein als auch die Reflexion der Erfahrung, ein fremdes Organ implantiert zu bekommen, durch die bewusste oder auch unbewusste Verknüpfung von emotionalen, körperlichen, sozialen und kognitiven Selbstwahrnehmungen. In Selbstnarrationen wird die Erfahrung von Krankheit gedeutet und eingeordnet und die Differenzerfahrung angesichts eines fremden (xenogenen) Organs reflektiert. Einbezogen werden dabei auch persönliche Werte, Menschenbilder und Rahmenbedingungen wie etwa die persönlichen Möglichkeiten oder die familiäre und berufliche Situation, die nur zum Teil verändert werden können. Im Fall von Xenotransplantation gehören dazu auch die Bedingungen, unter denen eine solche Behandlung durchgeführt würde. Dabei ist an Bedingungen in verschiedenen Bereichen zu denken. Im medizinischen Bereich spielen zum einen die direkten Auswirkungen auf die Patientinnen und Patienten eine Rolle: die zu erwartenden Erfolgsaussichten, das zu erwartende Risiko und dabei insbesondere das Infektionsrisiko, zudem die Form der Immunsuppression und die Auswirkungen auf die Lebensqualität. Zum anderen kann die Wahrnehmung beeinflussen, ob Xenotransplantation als Brückenlösung in Frage kommt oder als eigene Therapie, in einem Anfangsstadium eines klinischen Versuchs oder als etablierte Behandlungsmethode. Im gesellschaftlichen Bereich spielt die Akzeptanz der Xenotransplantation eine Rolle; auf biografischer Ebene werden die Umstände und Konsequenzen, die mit einer Xenotransplantation verbunden sind, sowie persönliche Faktoren relevant.

Auf der Grundlage eines ganzheitlichen Menschenbildes und eines damit korrespondierenden psychosozial fundierten, ethischen Identitätsbegriffs geht man bei den verschiedenen Formen der Xenotransplantation davon aus, dass durch einen Eingriff in die biologische Identität eines Menschen etwa durch die Transplantation eines xenogenen Organs seine Identität zwar betroffen sein kann, aber sich nicht in bedenklicher Weise verändern müsste.[19] Dabei ist es denkbar, dass verschiedene Formen der Xenotransplantation in unterschiedlicher Weise als identitätsrelevant empfunden werden. So kann etwa das Herz für das Selbstbild des Patienten oder der Patientin eine ganz andere Bedeutung haben als z. B. Zellen und damit eine Xenotransplantation des Herzens als eine größere Herausforderung für die Identität empfunden werden als die Transplantation von Inselzellen.[20] So wird die Frage nach der Beeinträchtigung

19 So z. B. bei *Breitsameter*, Gefährdet die Xenotransplantation, 384; *Kreß*, Xenotransplantation in ethischer, kultureller und religionsbezogener Hinsicht, 340 f.

20 Aufgrund einer israelischen Studie zur Bedeutung verschiedener Organe für die Identität eines Menschen darf vermutet werden, dass die Art des Organs für den

der Identität nicht nur von jedem Patienten und jeder Patientin unterschiedlich bewertet werden, sondern auch je nach Art des Transplantats. Die Transplantation von Organen könnte damit u. U. als identitätsrelevanter empfunden werden als die Transplantation von Zellen.

2.2 Die Frage der sozialen Anerkennung

Die Frage, wie Xenotransplantation gesellschaftlich akzeptiert sein würde, ist wesentlich für die Bewältigung der möglicherweise damit verbundenen identitätsrelevanten Herausforderungen. Einerseits ist soziale Anerkennung ein wichtiges Identitätsziel und auch Voraussetzung für einen gelingenden Identitätsprozess. Andererseits bildet sich Identität auch wesentlich in der Auseinandersetzung mit anderen und ist oft angestoßen durch die Wahrnehmung von Differenzen.

Sollte nun Xenotransplantation gesellschaftlich nicht akzeptiert sein oder die Gefahr bestehen, dass Menschen mit einem Xenotransplantat stigmatisiert werden könnten, wäre das angesichts der Bedeutung der sozialen Anerkennung für das Gelingen des Identitätsprozesses ein gutes Argument, um Xenotransplantation nicht weiter zu verfolgen.

Die Gefahr einer möglichen Stigmatisierung von Menschen mit einem xenogenen Transplantat ergibt sich (a) einerseits aus dem Unbehagen, das Menschen oft gegenüber „Mischwesen" aus Mensch und Tier spüren. Diese werden oft als unnatürlich angesehen.[21] Hinsichtlich dieses Unbehagens muss zum einen darüber aufgeklärt werden, dass xenogene Transplantate keinen biologischen

---

Umgang mit einer Transplantation eine Rolle spielt; vgl. *Sperling/Gurman*, Factors encouraging and inhibiting organ donation in Israel. Die Studie befragte zufällig ausgewählte Passanten danach, für wie relevant sie einzelne Organe für ihre Identität erachteten. Davon ausgehend kann der Schluss gezogen werden, dass auch im Kontext von Xenotransplantation z. B. die Transplantation eines Herzens andere identitätsrelevante Folgen haben kann als die Transplantation von Inselzellen.

21 Vgl. *Kreß*, Xenotransplantation in ethischer, kultureller und religionsbezogener Hinsicht, 338 f.; *Ahrens*, Menschen und Chimären, 118. Vieth und Quante weisen darauf hin, dass die mythologischen Mensch-Tier-Mischwesen nicht nur bedrohliche Wesen seien, sondern auch zum Teil als freundlich angesehen werden könnten; vgl. *Vieth/Quante*, Chimäre Mensch, 192. Allerdings sind diese Konnotationen anscheinend weniger präsent als die angstbesetzten. In der Debatte um Xenotransplantation wird vor allem auf die negativen Gefühle gegenüber Mensch-Tier-Mischwesen verwiesen. Zur Thematik grundsätzlich und in ihren ethischen Implikationen vgl. auch *Beck*, Mensch – Tier – Wesen.

Einfluss auf die Artzugehörigkeit haben.[22] Zum anderen kann der Bezug auf einen psychosozial fundierten, ethischen Identitätsbegriff eine andere Sicht auf Menschen mit einem xenogenen Transplantat ermöglichen. Dies würde dazu führen, diesen Menschen in all seinen Dimensionen anzunehmen und ihn nicht auf seine biologische Konstitution zu reduzieren. (b) Andererseits könnte es zu kulturell bedingten Vorbehalten kommen, die eine Akzeptanz von Menschen mit xenogenem Transplantat erschweren könnten.[23] (c) Zum dritten könnte gesellschaftliche Akzeptanz erschwert werden, wenn mit einer Xenotransplantation die Gefahr von xenogenen Infektionen assoziiert würde. Viele weisen allerdings darauf hin, dass Xenotransplantation nur angewendet werden dürfte, wenn xenogene Infektionen ausgeschlossen werden könnten.[24]

Aus dem bisher Ausgeführten ergibt sich, dass Identität im Zusammenhang mit Xenotransplantation eine ganzheitliche und integrative Sicht auf den Menschen ermöglicht, die 1) die biologisch-materiale Perspektive zwar berücksichtigt, sich aber nicht darauf beschränkt, 2) die biografische, psychosoziale, spirituelle und soziokulturelle Situation von Einzelnen einbezieht und 3) angesichts möglicher Herausforderungen durch Xenotransplantation auf Kohärenz, Handlungsfähigkeit und Souveränität zielt. Das Gefühl, angesichts dieser Hintergründe, Selbstwahrnehmungen, Erfahrungen und Differenzen stimmig leben zu können, sich als selbstwirksam zu erfahren und sich von anderen angenommen zu wissen gehört zur Lebensqualität, die jede medizinische Behandlung grundsätzlich anstrebt.[25] Die Identitätsthematik integriert nicht nur unterschiedliche theoretische Fragestellungen und ermöglicht eine am Einzelnen orientierte Perspektive, sondern bildet auch ein Scharnier zwischen theologisch-ethischen Fragen und Aspekten der pastoralen Begleitung von Patienten und Patientinnen.

---

22 Vgl. *Kreß*, Xenotransplantation in ethischer, kultureller und religionsbezogener Hinsicht, 339; *Sautermeister*, Therapie, 416–420.

23 Zur Problematik kulturell bedingten Unbehagens auch veranlasst durch religiöse Reinheitsvorstellungen vgl. z. B. *Kreß*, Xenotransplantation in ethischer, kultureller und religionsbezogener Hinsicht, 341–343.

24 So z. B. *Kreß*, Xenotransplantation in ethischer, kultureller und religionsbezogener Hinsicht, 334 f.; *Breitsameter*, Gefährdet die Xenotransplantation, 375–381.

25 Hier sei auf die Prinzipien der Medizinethik verwiesen, die auf Tom Beauchamp und James Childress zurückgehen und allgemein anerkannt werden: Autonomie, Wohltun, Nicht-Schaden und Gerechtigkeit; Vgl. *Beauchamp/Childress*, Principles of Biomedical Ethics.

3. Identitätsarbeit begleiten - Möglichkeiten der seelsorglichen Begleitung von (Xeno-)Transplantationspatienten und -patientinnen

Damit die Identitätsfrage im Kontext von Xenotransplantation angemessen berücksichtigt werden kann, ist eine wesentliche Rahmenbedingung[26], dass Patientinnen und Patienten und ihre Angehörigen die Möglichkeit haben, sich mit der Situation und möglichen Herausforderungen auf der Basis ehrlicher und umfassender Information durch die Ärztinnen und Ärzten auseinanderzusetzen, bewusste und verantwortliche Entscheidungen zu treffen sowie auf ein zuverlässiges Angebot psychosozialer (und seelsorglicher) Begleitung angesichts möglicher identitätsrelevanter Verunsicherungen zurückgreifen zu können.

Hinsichtlich der seelsorglichen Begleitung von Xenotransplantationspatienten und -patientinnen kann es verstärkt um die Begleitung von Identitätsarbeit gehen. Die Identitätsthematik und die Begleitung von Identitätsarbeit ist ein Wesenskern von Seelsorge. Insofern Identität eine Kategorie darstellt, die den einzelnen Menschen als ganzen in seinem Sein in Respekt vor seiner Würde, seinen Grenzen und seinem ‚Geheimnis'[27] wahr- und ernstnimmt und damit als Mensch angenommen sein lässt, korrespondiert dies mit wesentlichen

26 Andere notwendige allgemeine Rahmenbedingungen für die Anwendung von Xenotransplantation: 1) Erhaltung der jeweiligen Arten, 2) Ausschließen jeglichen durch xenogene Materialien bedingten Infektionsrisikos (z. B. durch PERV), 3) Ausschließen eines Risikos für Dritte, 4) Klärung von rechtlichen Fragen z. B. zum *informed consent*, 5) grundsätzliche gesellschaftliche Akzeptanz von Xenotransplantation, 6) Beobachtung von Langzeitwirkungen, 7) keine zwingende, bedenkliche Beeinträchtigung der psychosozialen Identität. In Hinblick auf die konkrete Behandlungssituation: 1) gerechte Auswahl der Patientinnen und Patienten, 2) Dringlichkeit einer Behandlung, 3) Fehlen von alternativen Therapiemöglichkeiten, 4) Zumutbarkeit der Folgen, 5) verantwortliche und bewusste Entscheidung der Patientin oder des Patienten nach ehrlicher und umfassender Aufklärung, 6) zuverlässiges Angebot psychosozialer Unterstützung für die Patientinnen und Patienten und ihre Angehörigen und bei Bedarf auch für das medizinische Personal, 7) Einbeziehen einer Ethikkommission. Bei der Bewertung von Xenotransplantation ist das Vorsorgeprinzip anzuwenden. Vgl. *Bogner*, Xenotransplantation als Herausforderung.

27 Das, was hier mit ‚Geheimnis' gemeint ist, bezieht sich auf die Unabgeschlossenheit des Identitätsprozesses, die es notwendig macht, einen anderen Menschen nicht auf das Offensichtliche festzulegen, sondern mit einem ‚Mehr' zu rechnen. Dies passt zu der christlichen Einsicht, dass jeder Mensch auch verborgene Seiten in sich trägt, die nur Gott bekannt sind. Vgl. z. B. Ps 139.

Elementen von Seelsorge, bei der Menschen auf der Grundlage eines christlichen, ganzheitlichen Menschenbildes auf ihrem Glaubens- und Lebensweg begleitet werden. In diesem Zusammenhang kann nicht nur darauf verwiesen werden, dass die Begleitung von Menschen in herausfordernden Situationen und die Sorge für Kranke als Teil des caritativen Dienstes ein Hauptauftrag für Seelsorgende ist, sondern auch, dass der Identitätsprozess darauf hinzielt, durch die Verknüpfung von Erfahrungen Kohärenz oder auch Sinn zu erlangen. Diese Sinnhaftigkeit, auf die der Identitätsprozess im Sinne einer Passung und Kohärenz zielt, kann aber auch an Grenzen stoßen, etwa weil das Erlangen von Sinn durch eigene Verknüpfungs- und Reflexionsarbeit begrenzt ist oder angesichts von krisenhaften Erfahrungen Sinn nicht erkennbar ist. Christlicher Glaube ist davon getragen, dass letztlich Gott selbst Sinn stiftet und der Sinnsuche eine Richtung gibt. Das kann für die Identitätsthematik eine entlastende Ergänzung darstellen, weil darauf vertraut werden kann, dass jeder und jede schon immer von Gott angenommen und geliebt ist und dem Druck begegnet werden kann, sich selbst optimieren oder selbst erlösen zu müssen. Im Vertrauen darauf kann vielleicht auch wahrgenommene Sinnlosigkeit leichter ausgehalten und ins (auch klagende und auflehnende) Gebet gebracht werden. Das grundlegende Vertrauen darauf, dass Gott Zukunft eröffnet, kann angesichts von krisenhaften Erfahrungen zum Trost werden und auch durch Zeiten von Gottesferne und Erschütterung tragen.[28]

Die Begleitung von Identitätsarbeit kann in verschiedenen seelsorglichen Settings geschehen, immer dann, wenn Lebensthemen, biografische Krisen, Entscheidungen und Entwicklungslinien thematisiert und aufeinander bezogen werden und identitätsrelevante Fragestellungen in konkreten Situationen aus dem Erleben des Einzelnen heraus thematisiert werden. Insofern in seelsorglichen Gesprächen Lebensthemen aufgenommen, erzählt und dabei reflektiert werden, geschieht dabei auch bewusst oder unbewusst Identitätsarbeit. Diese kann von Seelsorgenden gezielt begleitet werden. So kann ein Raum eröffnet werden, in dem nicht nur ambivalente Gefühle zur Sprache gebracht, ausgehalten und eingeordnet werden können, sondern auch die unbewussten Teile des Prozesses der Identitätsarbeit ins Bewusstsein kommen können. Anknüpfungspunkt für die Seelsorge im Zusammenhang der Identitätsarbeit stellen die Selbstnarrationen als biografische Erzählungen dar, da im seelsorglichen Gespräch Erfahrungen vor allem über Geschichten mitgeteilt werden

28 Zum Zusammenhang von Identität und Seelsorge vgl. z. B. *Haker*, Narrative Ethik; *Nauer*, Seelsorge; *Ziemer*, Seelsorgelehre.

und Seelsorge dabei helfen kann, diese Geschichten zu einer Lebensgeschichte zusammenzubringen und neue Erfahrungen in diese einzuordnen.[29] Dabei kann die Einsicht, dass Identitätsarbeit nie zu einem Ende kommt und immer offen bleiben wird, entlastend wirken,[30] gerade in einer Situation der Verunsicherung, in der das Fragmentarische des Lebens spürbar wird. Auf der Grundlage der christlichen Hoffnung auf die Vollendung in Gott und die Errichtung des Reiches Gottes kann nicht nur die zur Identität gehörende Offenheit ein Trost sein, der über Vertröstung hinausgeht, sondern auch die Gewissheit, dass das Fragmentarische in Gottes Liebe geborgen ist und die Hoffnung, dass Gott ein ‚Mehr' ermöglicht, das jenseits eigener Vorstellungen liegt.

Bei der Begleitung von Xenotransplantationspatienten und -patientinnen kann Klinikseelsorge in zweifacher Weise anknüpfen und in Kooperation mit anderen psychosozialen Diensten im Krankenhaus Unterstützung anbieten.

3.1 Begleitung in der Einzelseelsorge

Als Einzelseelsorge könnte Klinikseelsorge Patientinnen und Patienten sowie ihre Angehörigen im Behandlungsprozess von Xenotransplantationen begleiten. Thema der seelsorglichen Begleitung wäre dabei die Krankheits- und Situationsbewältigung im Gesamt der Biografie der Patientin und des Patienten mit dem Ziel, das Erlebte zu deuten, mit früheren Erfahrungen ressourcenorientiert in Verbindung zu bringen und in eine möglicherweise auch in Annahme der Fragmentarität als kohärent und authentisch empfundene Lebensgeschichte einzuschreiben. Dabei können Patientinnen und Patienten bei der Auseinandersetzung mit dem Thema Gesundheit und Krankheit sowie beim Ausloten von Möglichkeiten der Identitätsarbeit angesichts von Krankheit unterstützt werden.

Bei der Begleitung von Xenotransplantationspatientinnen und -patienten könnte es insbesondere angesichts eines xenogenen Organs nach der Transplantation angezeigt sein, bei der kohärenten Integration des Organs in das Selbstbild mit Hilfe eines psychosozial fundierten Identitätsbegriffs zu helfen. Das xenogene Transplantat könnte wegen seiner tierischen Herkunft als fremd empfunden werden. Die Integration in das eigene Körperempfinden und in das Selbstbild könnte daher erschwert werden. Ob mehr Ängste bezüglich einer

---

29 Vgl. *Haker*, Narrative Ethik, 185.

30 Das legt der Identitätsbegriff von Heiner Keupp nahe und wird von Henning Luther und Viera Pirker besonders betont. Vgl. *Luther*, Religion und Alltag; *Pirker*, Fluide und fragil.

Persönlichkeitsveränderung durch ein xenogenes Transplantat zu erwarten wären, kann nicht vorausgesehen werden. Befragungen in der Bevölkerung zeigen, dass zwar einige Befragte Persönlichkeitsveränderungen durch eine Xenotransplantation für möglich halten; diesen steht aber eine Mehrheit derer gegenüber, die das nicht für wahrscheinlich halten.[31] Ob bei einer Xenotransplantation die aus der xenogenen Herkunft des Organs resultierende Fremdheit verstärkt als problematisch wahrgenommen werden würde, kann nicht pauschal gesagt werden. Ein psychosozial fundierter, ethischer Identitätsbegriff kann in jedem Fall dabei helfen, alle Dimensionen des Menschseins ins Bewusstsein zu holen, und die Perspektive dafür öffnen, dass das neue Organ nicht identitätsbestimmend sein muss. Zu berücksichtigen ist, dass die auftretenden Fragestellungen und der Umgang mit der Situation der Krankheit sowie mit der Therapie hochgradig individuell sind und von Patientin und Patient zu Patientin und Patient differieren[32] und für manche Patientinnen und Patienten emotionale und psychische Faktoren eine geringe oder auch gar keine Rolle spielen.

Für die Begleitung von Identitätsarbeit allgemein wie auch für die Begleitung von Xenotransplantationspatienten und -patientinnen sind wohl keine neuen Haltungen oder Methoden oder eigene Seelsorgekonzepte erforderlich. Seelsorger und Seelsorgerinnen können auf ihre praktizierten Haltungen sowie auf lang bewährte Kenntnisse und Erfahrungen zurückgreifen. Dazu gehören die grundlegenden Haltungen der personzentrierten Begleitung wie Wertschätzung, Empathie, Echtheit und der Respekt vor den Grenzen der Gesprächspartnerin oder des -partners und die damit zusammenhängenden Methoden wie das Aktive Zuhören[33], die es ermöglichen, von der Situation der Patientin oder des Patienten auszugehen und seinem oder ihrem Erleben Raum zu geben, Selbstexploration zu fördern und wenn nötig dabei zu helfen, Ambivalenzen zu verbalisieren. Dabei kann berücksichtigt werden, dass Selbstwahrnehmungen in verschiedenen Bereichen möglich sind (emotional, körperlich, sozial, kognitiv). Damit nimmt die Seelsorgerin oder der Seelsorger den Menschen ganzheitlich wahr und lässt als Themen sowohl das körperliche Befinden wie auch Gefühle, Hoffnungen, Ängste auch Ambivalenzen, Deutungen, die Suche neuer Lebensinhalte oder etwa ethische Fragestellungen zu. Aktives

31 Vgl. *Thiersch/Marckmann*, Einstellungen von Patienten, 228 f.

32 Vgl. *Barnikol-Oettler/Roser*, Herausforderungen der Xenotransplantation, 58.

33 Vgl. *Rogers*, Die klientenzentrierte Gesprächspsychotherapie; *Lemke*, Personzentrierte Beratung.

Zuhören fördert in seelsorglichen Gesprächen die Identitätsarbeit. Denn durch die Verbalisierung von Gefühlen und die Entwicklung von Deutungen wird eine eigene Krankheitsgeschichte geschrieben, die hilft, das Erlebte in die Biografie zu integrieren. Bei der Bewältigung von Verunsicherungen kann die oder der Einzelne unter Umständen auf frühere Erfahrungen im Umgang mit ähnlichen Verunsicherungen, persönliche Ressourcen, gefestigte soziale Beziehungen und eine tragfähige spirituelle Basis zurückgreifen. Auch spirituelle Fragen können thematisiert werden. Die Rituale und Zeichen, die Seelsorger und Seelsorgerinnen anbieten, können eine hilfreiche Ergänzung zum seelsorglichen Gespräch darstellen.

Angesichts möglicher krankheitsbedingter Rollenveränderungen kann die bevorstehende Wiedereingliederung in die sozialen Systeme zum Thema werden. Da Seelsorgerinnen und Seelsorger von einem ganzheitlichen Menschenbild ausgehen und um die Bedeutung von sozialen Beziehungen wissen, werden auch systemische Fragen einbezogen werden. Dabei tritt vielleicht die Frage nach der Akzeptanz angesichts gesellschaftlicher Ängste gegenüber Menschen mit einem Organ tierischen Ursprungs[34] auf. Dazu kommen Fragen nach der Zumutbarkeit hinsichtlich der Folgen für die Lebensqualität nach der Transplantation, die mit den oben angeführten Rahmenbedingungen und den konkreten Umständen und medizinischen Notwendigkeiten verbunden sind.[35]

Für die Xenotransplantation sollte empirisch untersucht werden, ob die Vermutungen über die Befindlichkeiten und die angenommenen Herausforderungen wirklich zutreffen.

3.2 Begleitung der Entscheidungsfindung in institutionellem Rahmen

Klinikseelsorge kann auch die Entscheidungsfindung in institutionellem Rahmen begleiten. Angesichts der möglicherweise existenziellen Situation erscheint eine Xenotransplantation unter Umständen als letzte Möglichkeit, das Leben zu retten. Doch muss auch in einer solchen schwierigen Situation

---

34 Vgl. *Manzeschke/Assadi*, Zur Bedeutung der Leiblichkeit, 402–404.

35 Die Lebensqualität kann von sehr verschiedenen Faktoren beeinflusst sein z. B. von direkten Folgen für den Patienten oder die Patientin: z. B. Nebenwirkungen notwendiger Medikamente, Verpflichtungen wie regelmäßigen Folgeuntersuchungen oder Verhaltensvorschriften, sozialen und familiären Umständen; auch die Art der Xenotransplantation und das Stadium ihrer Anwendung spielen eine Rolle sowie gesellschaftliche und kulturelle Aspekte.

die Entscheidung für eine Xenotransplantation möglichst verantwortlich unter Einbeziehen aller Chancen und Risiken sowie Auswirkungen getroffen werden. Dabei ist es wichtig, dass die Patienten und Patientinnen umfänglich und ehrlich aufgeklärt wurden und bei dieser Aufklärung auch auf die möglicherweise auftretende Herausforderung der Integration des xenogenen Organs hingewiesen wird. Seelsorge kann ressourcenorientiert darauf hinwirken, dass sich Patientinnen und Patienten möglichst als handlungsfähig erleben können, dass ihre Autonomie gefördert wird und dass sie in der Ausübung dieser gestärkt werden. Damit sich Patientinnen und Patienten als handlungsfähig erleben können, kann Seelsorge darauf achten, die Patientinnen und Patienten als Subjekte ihres Prozesses ernst zu nehmen und wenn möglich darauf hinwirken, dass ausreichend Raum und Zeit für eine verantwortliche Entscheidungsfindung vorhanden ist.

Die Klinikseelsorge kann dabei nicht nur die Prozesse bei Patientinnen und Patienten sowie ihren Angehörigen begleiten, sondern sich auch im Rahmen einer klinischen Ethikberatung einbringen. Vorstellbar wäre etwa, dass eine Anwendung von Xenotransplantation in einem konkreten Fall im Rahmen eines Klinischen Ethikkomitees thematisiert würde. Dort würde es um eine Güterabwägung mit dem Ziel einer ausbalancierten, ethisch reflektierten Entscheidung gehen, bei der die unterschiedlichen Blickwinkel der verschiedenen Professionen berücksichtigt werden, wobei der Patient oder die Patientin ganzheitlich und umfassend in den Blick genommen wird.[36] Dabei wird auch zu berücksichtigen sein, inwiefern und mit welcher Begleitung der Patient oder die Patientin die Möglichkeit hat, das xenogene Transplantat in das Selbstbild

---

36 Vgl. zum Thema der Klinischen Ethikberatung grundsätzlich z. B. *Dörries*, Ethikberatung; *Frewer/Fahr/Rascher*, Klinische Ethikkomitees. Klinische Ethikberatung gibt es nicht nur in Form eines Klinischen Ethikkomitees, sondern auch als Ethische Fallbesprechung und soll hier den an Entscheidungsprozessen Beteiligten in konfliktträchtigen Situation Sicherheit geben. Dazu dienen auch festgelegte Methoden und Abläufe einer Beratungssitzung. Unterschiedliche Modelle wie z. B. die Nimwegener Methode oder das Baseler Modell werden vorgestellt bei *Fahr*, Philosophische Modelle klinischer Ethikberatung. Für die Seelsorge sind besonders das Köln-Nimwegener-Modell als Weiterentwicklung der Nimwegener Methode sowie MEFES im Blick. (Vgl. zur Köln-Nimwegener-Methode *Fink*, Die ethische Fallbesprechung und zu MEFES *Kellner*, Mit MEFES ethisch gut entscheiden.) Bei allen Methoden der ethischen Entscheidungsfindung im Krankenhaus geht es darum, die Patientin oder den Patienten möglichst aus unterschiedlichen Blickwinkeln zu sehen und damit ganzheitlich wahrzunehmen. Dies wird durch das Einbeziehen der verschiedenen Professionen gewährleistet. Eine gemeinsame Meinungsbildung wird angestrebt.

zu integrieren. Beteiligte Seelsorger und Seelsorgerinnen könnten in einem solchen Rahmen darauf achten, dass alle Dimensionen in den Blick kommen.

Möglicherweise treten Identitätsfragen angesichts von Xenotransplantation erst im längeren Prozess der Genesung nach der Transplantation auf. Damit ist eine der Grenzen der Klinikseelsorge angedeutet. Hier wäre auszuloten, in welcher Weise seelsorgliche Begleitung im Bereich der Krankenpastoral außerhalb der Kliniken möglich sein könnte. Eine weitere Grenze zeigt sich hinsichtlich der Begleitung von Identitätsarbeit im Rahmen der Klinikseelsorge, wenn davon auszugehen ist, dass Identitätsarbeit als Prozess anzusehen ist. Seelsorge könnte zwar punktuell angesichts spezieller Herausforderungen z. B. im Krankenhaus einen Teil dieses Prozesses begleiten und müsste sich aber wahrscheinlich damit begnügen, fragmenthaft in wenigen oder auch einzelnen Begegnungen zu wirken. Die seelsorgliche Begleitung von Identitätsarbeit wäre auch als eine Folge von mehreren Gesprächen in regelmäßigem Abstand über einen längeren Zeitraum hinweg denkbar, überschreitet damit aber den üblichen Rahmen der Klinikseelsorge.

Angesichts der angeführten Aspekte ist zu vermuten, dass Xenotransplantation eine Herausforderung in verschiedener Hinsicht darstellen würde. Für die Frage der Identität ist nicht zu erwarten, dass Xenotransplantation unlösbare Herausforderungen mit sich bringen muss. Eine psychosoziale Begleitung von betroffenen Patientinnen und Patienten sowie von Angehörigen ist allerdings zu empfehlen. Aufgrund der psychologischen Aspekte der Thematik und ihren verschiedenen Dimensionen ist eine Kooperation von allen an der Behandlung beteiligten Berufsgruppen im Krankenhaus sowie die Einbeziehung von psychologischen, psychosozialen und seelsorglichen Diensten ratsam.

Literaturverzeichnis

Ahrens, Jörn, Menschen und Chimären. Existenzen des Imaginären, in: Dabrock, Peter/Denkhaus, Ruth/Schaede, Stephan (Hg.), Gattung Mensch. Interdisziplinäre Perspektiven [Symposium an der Forschungsstätte der Evangelischen Studiengemeinschaft (FEST) in Heidelberg], Tübingen 2010, 115–133.

Barnikol-Oettler, Bernhard/Roser, Traugott, Herausforderungen der Xenotransplantation für die Klinikseelsorge, in: Münchener Theologische Zeitschrift 65 (2014), 55–61.

Beauchamp, Tom L./Childress, James F., Principles of Biomedical Ethics, [New York] [1978].

Beck, Matthias, Mensch – Tier – Wesen. Zur ethischen Problematik von Hybriden, Chimären, Parthenoten, Paderborn 2009.

Bogner, Veronika, Xenotransplantation als Herausforderung für Identität und Lebensführung. Theologische, ethische und praktische Aspekte, zugl.: München, Univ., Diss. (Dissertationen der LMU 27), München 2018.

Breitsameter, Christof, Gefährdet die Xenotransplantation die Würde des Menschen?, in: Sautermeister, Jochen (Hg.), Tierische Organe in menschlichen Körpern. Biomedizinische, kulturwissenschaftliche, theologische und ethische Zugänge zur Xenotransplantation, Paderborn 2018, 371–385.

Dirscherl, Erwin, Der andere in uns. Die Identität des Menschen als Repräsentant Gottes in der Zeit, in: Sautermeister, Jochen (Hg.), Tierische Organe in menschlichen Körpern. Biomedizinische, kulturwissenschaftliche, theologische und ethische Zugänge zur Xenotransplantation, Paderborn 2018, 267–281.

Dörries, Andrea, Ethikberatung im Krankenhaus. Aufgaben, Modelle und Implementierung, in: Wege zum Menschen 59 (2007), 511–519.

Fahr, Uwe, Philosophische Modelle klinischer Ethikberatung. Ihre Bedeutung für Praxis und Evaluation, in: Frewer, Andreas/Fahr, Uwe/Rascher, Wolfgang (Hg.), Klinische Ethikkomitees. Chancen, Risiken und Nebenwirkungen (Jahrbuch Ethik in der Klinik 1), Würzburg 2008, 75–98.

Fink, Ulrich, Die ethische Fallbesprechung nach dem Köln-Nimwegener-Modell, in: Hagen, Thomas/Groß, Norbert/Jacobs, Wolfgang (Hg.), Seelsorge im Krankenhaus und Gesundheitswesen. Auftrag – Vernetzung – Perspektiven [1. Ökumenischer Kongress der Seelsorgenden im Krankenhaus und Gesundheitswesen], Freiburg i. Br. 2017, 194–199.

Frewer, Andreas/Fahr, Uwe/Rascher, Wolfgang (Hg.), Klinische Ethikkomitees. Chancen, Risiken und Nebenwirkungen (Jahrbuch Ethik in der Klinik 1), Würzburg 2008.

Haker, Hille, Narrative Ethik in der Klinikseelsorge, in: Haker, Hille/Bentele, Katrin/Moczynski, Walter u. a. (Hg.), Perspektiven der Medizinethik in der Klinikseelsorge, Berlin/Münster 2009, 167–207.

Hunold, Gerfried W., Gelingendes Leben als normativer Anspruch. Das Ringen um ein humaneres Gesicht der Moral, in: Hilpert, Konrad (Hg.), Theologische Ethik. Autobiographisch, Paderborn 2009, 22–59.

Hunold, Gerfried W., Identitätstheorie. Die sittliche Struktur des Individuellen im Sozialen, in: Hertz, Anselm (Hg.), Handbuch der christlichen Ethik, Freiburg u. a. ^{2}1997, 177–195.

Kellner, Gerd, Mit MEFES ethisch gut entscheiden, in: Hagen, Thomas/Groß, Norbert/Jacobs, Wolfgang (Hg.), Seelsorge im Krankenhaus und

Gesundheitswesen. Auftrag – Vernetzung – Perspektiven [1. Ökumenischer Kongress der Seelsorgenden im Krankenhaus und Gesundheitswesen], Freiburg im Breisgau 2017, 187–193.

Keupp, Heiner/Ahbe, Thomas/Gmür, Wolfgang u. a., Identitätskonstruktionen. Das Patchwork der Identitäten in der Spätmoderne, Reinbek bei Hamburg [5]2013.

Keupp, Heiner/Höfer, Renate (Hg.), Identitätsarbeit heute. Klassische und aktuelle Perspektiven der Identitätsforschung, Frankfurt am Main 1997.

Kreß, Hartmut, Xenotransplantation in ethischer, kultureller und religionsbezogener Hinsicht. Anhaltender Klärungsbedarf aus Sicht der Ethik, in: Sautermeister, Jochen (Hg.), Tierische Organe in menschlichen Körpern. Biomedizinische, kulturwissenschaftliche, theologische und ethische Zugänge zur Xenotransplantation, Paderborn 2018, 333–350.

Le Breton, David, Nach der Transplantation. Probleme mit der Identität?, in: Morris, Peter (Hg.), Organtransplantationen – ethisch betrachtet, Münster 2006, 45–56.

Lemke, Helga, Personzentrierte Beratung in der Seelsorge, Stuttgart 1995.

Ludwig, Barbara/Bornstein, Stefan, Xenotransplantation von Inselzellen zur Therapie des Diabetes mellitus, in: Sautermeister, Jochen (Hg.), Tierische Organe in menschlichen Körpern. Biomedizinische, kulturwissenschaftliche, theologische und ethische Zugänge zur Xenotransplantation, Paderborn 2018, 107–120.

Luther, Henning, Religion und Alltag. Bausteine zu einer praktischen Theologie des Subjekts, Stuttgart 1992.

Manzeschke, Arne/Assadi, Galia, Zur Bedeutung der Leiblichkeit für eine medizinethische Reflexion der Xenotransplantation, in: Sautermeister, Jochen (Hg.), Tierische Organe in menschlichen Körpern. Biomedizinische, kulturwissenschaftliche, theologische und ethische Zugänge zur Xenotransplantation, Paderborn 2018, 387–406.

Müller, Bernadette, Empirische Identitätsforschung. Personale, soziale und kulturelle Dimensionen der Selbstverortung, Wiesbaden 2011.

Nauer, Doris, Seelsorge. Sorge um die Seele, Stuttgart [3]2014.

Pirker, Viera, Fluide und fragil. Identität als Grundoption zeitsensibler Pastoralpsychologie, Ostfildern 2013.

Reichart, Bruno/Abicht, Jan-Michael/Mayr, Tanja u. a., Diskordante xenogene Transplantationen. Verpflanzung von Zellen und Organen, die einer Spezies entstammen, die entwicklungsgeschichtlich weit von Primaten entfernt sind, in: Sautermeister, Jochen (Hg.), Tierische Organe in menschlichen

Körpern. Biomedizinische, kulturwissenschaftliche, theologische und ethische Zugänge zur Xenotransplantation, Paderborn 2018, 27–44.

Rogers, Carl R., Die klientenzentrierte Gesprächspsychotherapie = Client-Centered Therapy. Mit Beiträgen von Elaine Dorfman, Thomas und Nickolas Hobbs. Aus dem Amerikanischen von Erika Nosbüsch, Frankfurt a. M. 1987.

Sautermeister, Jochen, Identität und Authentizität. Studien zur normativen Logik personaler Orientierung, Fribourg 2013.

Sautermeister, Jochen, Therapie unter dem Anspruch von Integrität und Akzeptabilität. Theologisch-ethische Implikationen der Xenotransplantation, in: Sautermeister, Jochen (Hg.), Tierische Organe in menschlichen Körpern. Biomedizinische, kulturwissenschaftliche, theologische und ethische Zugänge zur Xenotransplantation, Paderborn 2018, 407–428.

Sautermeister, Jochen (Hg.), Tierische Organe in menschlichen Körpern. Biomedizinische, kulturwissenschaftliche, theologische und ethische Zugänge zur Xenotransplantation, Paderborn 2018.

Shuford, Robert W., The spiritual journey of an organ transplant patient, in: Journal of Pastoral Care and Counseling 57/2 (2003), 191–196.

Sperling, Daniel/Gurman, Gabriel M., Factors encouraging and inhibiting organ donation in Israel. The public view and the contribution of legislation and public policy, in: Journal of Bioethical Inquiry 9/4 (2012), 479–497.

Thiersch, Sandra/Marckmann, Georg, Einstellungen von Patienten zur Xenotransplantation. Welche Erkenntnisse liefern sozialempirische Studien?, in: Sautermeister, Jochen (Hg.), Tierische Organe in menschlichen Körpern. Biomedizinische, kulturwissenschaftliche, theologische und ethische Zugänge zur Xenotransplantation, Paderborn 2018, 213–233.

Vieth, Andreas/Quante, Michael, Chimäre Mensch. Die Bedeutung der menschlichen Natur in Zeiten der Xenotransplantation, in: Bayertz, Kurt (Hg.), Die menschliche Natur. Welchen und wieviel Wert hat sie?, Paderborn 2005, 192–218.

Ziemer, Jürgen, Seelsorgelehre. Eine Einführung für Studium und Praxis, Göttingen ^{3}2008.

Seelsorgliche Perspektiven aus der Klinik

Heidemarie Hürten

Erfahrungen aus der Klinikseelsorge im Bereich Transplantationsmedizin

Krankenhausseelsorgerinnen und -seelsorger begleiten Patientinnen und Patienten aller Altersgruppen wie An- bzw. Zugehörige in der Zeit vor wie nach der Transplantation. Manchmal dauert es viele Monate, bis ein Spenderherz zur Verfügung steht, ein anderes Mal nur wenige Wochen. Je nach gesundheitlichem Zustand der Patientin oder des Patienten kann es sein, dass eine Patientin oder ein Patient viele Wochen in der Klinik auf ein Spenderherz wartet. Andere haben die Möglichkeit mit einem Kunstherz[1] erst einmal nach Hause zu gehen, unter der Bedingung sich regelmäßig den ärztlichen Kontrollen zu unterziehen. Der Verlauf nach einer Transplantation ist ebenso unterschiedlich. Manche Patientinnen bzw. Patienten erholen sich schnell, sind stabil und können daher nach relativ kurzer Zeit in eine Reha-Klinik entlassen werden. Bei anderen Patientinnen oder Patienten treten nach der Transplantation Komplikationen auf. Ein langer Kampf kann damit einhergehen, der nicht immer gut ausgeht und die oder der Transplantierte verstirbt aufgrund auftretender Komplikationen bzw. aufgrund von Nebenwirkungen, die durch die verabreichten notwendig gewordenen Medikamente ausgelöst werden können. Daher haben Klinikseelsorgerinnen und -seelsorger eher Kontakt zu Patientinnen und Patienten, die auf ein Spenderherz warten und die aufgrund ihres schlechten Allgemeinzustandes stationär behandelt und überwacht werden müssen, und zu jenen Patientinnen und Patienten, die aufgrund von Komplikationen und auftretenden Nebenwirkungen nach der Transplantation teilweise mehrere Wochen überwiegend auf der Intensivstation behandelt werden müssen.

---

1 „Ein Kunstherz ist ein mechanisches Unterstützungssystem für das Herz von Patienten mit schwerer Herzleistungsschwäche. Ein Kunstherz soll die Herzarbeit der Patienten unterstützen, damit sich ihr eigenes Herz wieder erholen kann oder während sie auf eine Herztransplantation warten." (*Universitätsklinikum Heidelberg*, Kunstherz beim Kind, in: www.klinikum.uni-heidelberg.de/suche?tx_solr%5Bq%5D=Kunstherz&tx_solr%5Bfilter%5D%5B%5D= pageHierarchy%3A106784#layer =/verfahren/kunstherz-beim-kind-200131)

1. Aufgabe der Klinikseelsorge

Wir Klinikseelsorgerinnen und -seelsorger kommen mit Patientinnen und Patienten und ihren Angehörigen in Kontakt, da wir versuchen, auf den Stationen präsent zu sein, und uns bei möglichst vielen Patientinnen und Patienten vorstellen bzw. sie besuchen. Gelegentlich bitten uns Ärztinnen oder Ärzte oder Pflegekräfte, nachdem sie den Betroffenen einen Besuch von Seiten der Seelsorge angeboten haben, gezielt bestimmte Patientinnen und Patienten und evtl. auch ihre Angehörigen aufzusuchen. Die Seelsorge hat somit keinen Handlungsauftrag[2] und keine Dokumentationspflicht, denn die Seelsorgerin oder der Seelsorger obliegt der Schweigepflicht und nur so kann sie gewahrt werden. Wir Seelsorgende sind ferner an keinen zeitlich festgelegten Rahmen gebunden. Das gibt uns die Freiheit, uns ganz auf die gerade gegebene Situation und die damit betroffenen Menschen einzulassen.

Die Haltung der Seelsorgenden ist geprägt von einem grundsätzlichen Interesse und ebensolcher Offenheit für Fragen, Probleme und Bedürfnisse der Patientinnen und Patienten und ihrer Angehörigen. Die oder der Seelsorgende versucht der Patientin oder dem Patienten einen Raum zu eröffnen, in dem sie oder er das, was ihr oder ihm gerade auf der Seele liegt, das Thema, das sie oder ihn gerade am stärksten beschäftigt, oder die Gefühle, die sie oder ihn am meisten umtreiben, ansprechen kann. Die oder der Seelsorgende gibt daher auch keinerlei Auskunft über die mögliche *Compliance*[3] der Patientin oder des Patienten. Es geht folglich in der Seelsorge um Gespräch und Begleitung.

Das Ziel der Begleitung ist gelegentlich die Bewältigung einer konkreten Notsituation, aber vor allem einfach da zu sein in Krankheit, Leid und Schmerz und ein offenes Ohr zu haben und eventuell die unabwendbare Situation mit seinem Gegenüber mitauszuhalten. Es geht nicht darum, die Krankheit aufzuheben oder billigen Trost zu spenden, sondern aktiv zuzuhören, sich einzufühlen, das Gegenüber ernst zu nehmen, zu ermutigen und wertzuschätzen. Das ist möglich, wenn wir zusammen mit den Patientinnen und Patienten und Angehörigen zu entdecken versuchen, was sie trägt, hält und erfreut, worin ihre

---

2 *Hasselbach*, Transplantierte oder auf ihre Transplantation wartende Kinder, 601.

3 In der Medizin spricht man von *Compliance* bzw. Komplianz der Patientin oder des Patienten als Oberbegriff für deren bzw. dessen kooperatives Verhalten im Rahmen der Therapie. Besonders wichtig ist die *Compliance* bei chronisch Kranken in Bezug auf die Einnahme von Medikamenten, das Befolgen einer Diät oder die Veränderung des Lebensstils; vgl. *COPD – Deutschland e.V.*, Was bedeutet Patientencompliance, in: www.copd-deutschland.de/was-bedeutet-patientencompliance.

persönlichen Kraftquellen bestehen. Eine offene und aufrichtige Begegnung soll ermöglicht werden.[4]

In der Seelsorge geht es somit um Begegnung, die möglich wird durch Gespräch und Begleitung. Den Betroffenen kann darin Beistand, Ermutigung, Sinnfindung, Solidarität, Stärkung, Trost und Vergewisserung im Glauben zuteilwerden.[5]

Die Seelsorgenden achten die Spiritualität, Religiosität und den persönlichen Glauben der oder des einzelnen. Sie versuchen diese nach Möglichkeit zu stützen und zu stärken. Dabei bringt jede und jeder Seelsorgende auf ihre oder seine persönliche Weise die eigene christliche Spiritualität ein. Das ist eine Ressource, die der oder dem Seelsorgenden zu eigen ist. So können gegebenenfalls christliche Rituale oder Sakramente, ein wichtiger Zuspruch und Halt für die Betroffenen in der Zeit der Erkrankung und des Klinikaufenthaltes sein.

Anhand von zwei Fallbeispielen möchte ich die Situation darstellen, in der sich Patientinnen und Patienten und ihre Angehörigen vor oder nach einer Transplantation befinden können, wie auch die damit verbundenen Sorgen, Nöte und Fragen. Zugleich versuche ich aufzuzeigen, wie Seelsorgende den Betroffenen zur Seite stehen können.

2. Fallvignette 1

Ein junger Mann, 28 Jahre alt, selbständig tätig, unternehmenslustig, lebensfroh, mit großem Bekannten- und Freundeskreis, stets gut gelaunt. Er liebt seine Arbeit sehr.

Alles beginnt mit auftretenden Hustenanfällen. Eine Ärztin diagnostiziert diese als allergische Reaktion und verschreibt ein Asthmamittel. Eines Nachts wird dieser Husten so heftig, dass sich der junge Mann erbrechen muss. Zudem fühlt er sich völlig erschöpft. Am nächsten Tag wird er von seiner Hausärztin direkt in ein Krankenhaus eingewiesen. Der erste Befund lautet: Verdacht auf Herzinsuffizienz und Lungenentzündung.

Der Zustand des jungen Mannes verschlechtert sich innerhalb von zwei Tagen so sehr, dass er auf die Intensivstation verlegt werden muss.

Nun beginnt eine Zeit, in der der 28-Jährige immer wieder von der Normalstation auf die Intensivstation verlegt werden muss, da sein Zustand eine zeitweise dauerhafte medizinische Überwachung erfordert. Kurzzeitig sprechen

4 Vgl. *Bentele*, Seelsorgekonzepte und Medizinethik, 156.

5 Vgl. *Bakus/Stets*, Ethische Dimension der Seelsorge.

die Medikamente gut an, dann aber kommt es zu Rückfällen. Der junge Mann schafft es mittlerweile nicht mehr, alleine aufzustehen, auch das Sitzen im Stuhl ist für ihn anstrengend. Das Atmen fällt ihm schwer.

Der Einbau einer intraaortalen Ballonpumpe[6] zur Unterstützung der insuffizienten Herztätigkeit wird notwendig. Mit dieser Pumpe hat der junge Mann große Probleme. Jedes Mal, wenn das Gerät ausgeschaltet oder auf einen anderen Rhythmus eingestellt wird, verspürt er einen Schlag in der linken Niere. Inzwischen überlegen die Ärzte, den jungen Mann in ein anderes Krankenhaus zu verlegen, um ihn dort auf eine Herztransplantation vorzubereiten. Diese Nachricht ist für den jungen Mann ein Schock.

Zunächst wehrt er sich gegen eine Transplantation. Sein eigenes Herz hergeben gegen ein fremdes Herz, das kann er sich nicht vorstellen. Es dauert viele Tage, bis er sich langsam an diesen Gedanken gewöhnen kann. Weitere Tage danach wird ihm erst bewusst, dass das Herz, das er bekommen wird, von einem anderen Menschen kommt, der dann tot ist.

Nach vier Wochen wird er schließlich verlegt und die notwendigen Untersuchungen für die HU-Liste (High Urgency) werden vorgenommen.

Nach drei Tagen wird der Patient bereits gelistet. Nach weiteren zwei Wochen verschlechtert sich der Zustand des Patienten weiter, so dass über Nacht dem Patienten die ECMO[7] implantiert wird.[8]

---

6 Die intraaortale Ballonpumpe *(IABP)* ist ein notfallmedizinisches Hilfsmittel zur Unterstützung einer insuffizienten Herztätigkeit (z. B. nach Herzinfarkt) mit dem Ziel der Vermeidung eines kardiogenen Schockes. Sie wird zur Durchführung der intraaortalen Ballongegenpulsation benötigt. Ihr Einsatz ist dann angezeigt, wenn andere Maßnahmen wie Medikamente und Beatmung nicht ausreichend sind; vgl. *Baenkler/Fritze/Füßel. u. a.*, Innere Medizin, 254–256.

7 „Die extrakorporale Membranoxygenation stellt eine Methode des extrakorporalen Organersatzes dar, bei der je nach Kanülierung die pulmonare Funktion (ECMO) und/oder die kardiale Funktion (ECLS = Extracorporeal Life Support) teilweise oder auch komplett übernommen wird. Die Therapie mit ECMO-Unterstützung bzw. ECLS-Unterstützung ist ein etabliertes intensivmedizinisches Verfahren zur Versorgung von Patienten mit schwerstem Lungen- und/oder Herz-Kreislauf-Versagen." (*Deutsche Gesellschaft für Kardiotechnik e.V.*, ECMO / ECLS, in: https://dgfkt.de/technik/ecmo-ecls)

8 „Aufgrund des engen Zusammenhangs des Laktatstoffwechsels mit der Sauerstoffversorgung auf Gewebeebene, werden die Laktatkonzentration und deren Verlauf, oftmals als Parameter für die Mikrozirkulation bzw. die Sauerstoffversorgung des Gesamtorganismus herangezogen." (*Fachpflegewissen.de*, Laktat, in: fachpflegewissen.de/2011/03/03/laktat)

Zu diesem Zeitpunkt werde ich von den Pflegekräften gebeten, den Patienten zu besuchen. Ich treffe einen sehr verzweifelten jungen Mann an. Ihm fällt sozusagen die Decke auf den Kopf. Von seinem Bett aus sieht er den blauen Himmel. Wie gerne würde er mal wieder einfach an die frische Luft gehen können. Sich in der Natur bewegen, war ihm immer so wichtig. Nun befindet er sich seit mehreren Wochen im Krankenhaus, darf nur auf dem Rücken liegen und soll sich nicht viel bewegen. Er ist vollkommen auf die Hilfe und Unterstützung der Pflegekräfte angewiesen. Als Seelsorgerin sitze ich bei ihm und höre aufmerksam zu. Ich interessiere mich für das, was er seit Beginn seiner Erkrankung erlebt hat und wie er sich gerade fühlt. Er spürt die Angst, eventuell sterben zu müssen. Zugleich ist in ihm die Hoffnung da, dass ihm in dieser Klinik wirklich geholfen werden kann. Er ist verzweifelt, aber zugleich fühlt er in sich eine Zuversicht, dass rechtzeitig ein Spenderherz für ihn da sein wird. Diesen ambivalenten Gefühlen versuche ich Raum zu geben und mitauszuhalten. Nach einem ersten Gespräch vereinbaren wir, dass ich ihn regelmäßig besuchen komme.

Nach gut einer Woche geht es dem Patienten trotz ECMO körperlich erneut schlecht. Zum selben Zeitpunkt werden zudem erhöhte Entzündungswerte im Blut diagnostiziert, die, wenn diese mit Antibiotika nicht in den Griff bekommen werden können, eine Transplantation erst einmal ausschließen.

Bei weiteren Gesprächen versuche ich zusammen mit dem Patienten herauszufinden, was ihm bisher in schwierigen Situationen, in Zeiten der Enttäuschung, Halt und Stütze war. Ein sehr guter Freund fällt ihm ein und seine Liebe und Begeisterung zu Steinen. Er erzählt von seiner Steinsammlung Zuhause. Da er zu religiösen Symbolen keinen Bezug hat, schlage ich ihm vor, sich einen Stein mitbringen zu lassen, der ihm besonders gefällt. Vielleicht kann ihm dieser als Handschmeichler in Situationen hier im Krankenhaus helfen, in denen die Verzweiflung und das Gefühl des Ausgeliefertseins vorherrschend und für ihn bedrohlich sind.

Nach zwei Tagen wirken die Antibiotika und die Entzündungswerte fallen.

Dennoch ist der Patient inzwischen psychisch sehr belastet. All die Schmerzen, sein sich stetig verschlechternder körperlicher Zustand und das völlige Ausgeliefertsein an das Klinikpersonal scheinen ihm seine letzte Energie zu nehmen. Er ist psychisch wie körperlich am Ende seiner Kräfte. Als Seelsorgerin bin ich in dieser Zeit oft einfach nur da, höre zu oder schweige mit dem jungen Mann. Er ist dankbar, dass ich immer wieder zu ihm komme und mir Zeit für ihn nehme, dass er ganz offen und ehrlich sagen kann, wie es ihm geht. Er fühlt sich ernstgenommen. Als Seelsorgerin sehe ich hier meine Aufgabe darin, selbst zuversichtlich und hoffnungsvoll zu bleiben, sozusagen stellvertretend für die Patientin oder den Patienten. Dabei ist es vor allem wichtig, authentisch zu sein.

Auch seine Eltern sind regelmäßig zu Besuch. Ihnen gegenüber hat er jedoch ein schlechtes Gewissen, weil er ihnen so großen Kummer bereitet und sie so weite Wege zurücklegen müssen, um ihn besuchen zu können.

Die Eltern und Freunde, ebenso die Pflegekräfte, Ärztinnen und Ärzte, Psychologinnen und Psychologen und Seelsorgerinnen und Seelsorger sind in diesen Wochen für den Patienten eine wichtige Stütze, jede und jeder auf ihre oder seine Art und in ihrer oder seiner Profession. Sie muntern ihn auf, lenken ihn ab und zeigen ihm: „Wir lassen dich nicht im Stich. Du bist uns wichtig. Wir sind da und versuchen mit dir, diese schwere Zeit auszuhalten und durchzustehen."

Nach genau zwei Monaten erhält der Patient ein neues Herz. Es war Rettung im letzten Moment. Die Ärztinnen und Ärzte hatten medizinisch keine Option mehr außer der Transplantation eines neuen Herzens, um das Leben des jungen Mannes zu retten. Der Patient selbst ist, als ihm die Nachricht überbracht wird, überglücklich, äußerst erleichtert und erfüllt von tiefer Freude. Als ich ihn danach frage, wie dieser Moment für ihn war, fehlen ihm die Worte, um diesen für ihn fast unglaublich gewordenen Moment zu beschreiben.

Nach der Transplantation stabilisiert sich der Zustand des Patienten schnell und schon nach wenigen Tagen kann er von der Intensivstation auf die Normalstation verlegt werden. Jedoch kommt er dort nur langsam – im wahrsten Sinne des Wortes – auf die Beine. Er hat im Laufe der vergangenen Wochen jegliches Vertrauen zu seinem Körper verloren. Seine Muskeln haben sich durch das lange Liegen stark abgebaut. Im Gewebe des Patienten hat sich viel Wasser eingelagert und daher hat er an Gewicht zugenommen. Zudem wurde für die Transplantation sein Brustbein durchtrennt und danach mit Hilfe von eingezogenen Drähten wieder verschlossen. Damit dies gut zusammenwächst, darf der Oberkörper kaum angespannt werden und zur Stabilisierung des Brustkorbes muss er ein Korsett tragen. Dies alles zusammen verunsichert den Patienten. Weiterhin begleite ich ihn. In unseren Gesprächen versucht der junge Mann zum einen die Wochen vor der Transplantation zu verarbeiten und zum anderen ist seine momentane Situation Thema, in der er nur langsam zu Kräften kommt und daher immer noch viel Unterstützung von Seiten der Pflegekräfte braucht. Ich versuche ihm Halt und Zuspruch zu geben und ihn zu ermutigen.

Die Anweisungen der Ärztinnen und Ärzte nimmt er sehr ernst und versucht sie genau zu befolgen, was ihn zusätzlich sehr vorsichtig werden lässt. Er will ja keinen Fehler machen, wodurch er eventuell seine Genesung gefährden und sein Körper doch das neue Organ abstoßen könnte. Damit der Patient vor

Infektionen geschützt werden kann, muss jeder Besucher in den ersten Wochen einen Mundschutz tragen. Verlässt der Patient das Zimmer, muss er selbst einen Mundschutz tragen. Er darf nur bestimmte Nahrungsmittel zu sich nehmen. Die Einnahme von Immunsuppressiva[9] muss genauestens befolgt werden, das bedeutet absolut regelmäßige Einnahme und zu genau festgelegten Zeiten.

Das Zurechtfinden im Alltag erfolgt in sehr kleinen Schritten. Nach mehreren Wochen zeigen sich Nebenwirkungen aufgrund der Einnahme der Immunsuppressiva. Er hat sich eine Infektion eingefangen, die einen heftigen Durchfall auslöst. Ein erneuter Aufenthalt im Krankenhaus wird notwendig.

Manche Freunde verstehen nicht, warum der junge Mann so übervorsichtig ist im Kontakt mit anderen, größere Ansammlungen von Menschen meidet und bestimmte Nahrungsmittel nicht mehr auf seinem Speiseplan stehen. Sie gehen davon aus, dass er nun wie zuvor in gewohnter Weise sein Leben und seinen Alltag aufnehmen kann, nachdem doch alles gut verlaufen ist.

Der junge Mann ist bis heute – einige Jahre nach seiner Transplantation – immer noch überaus dankbar, dass ihm durch das Spenderherz neues Leben geschenkt worden ist. Er erfreut sich am Leben und hat aufgrund seiner Erkrankung viele Dinge, besonders Freundschaften zu schätzen gelernt.

---

9 Immunsuppressiva sind Medikamente, welche die Funktionen des Immunsystems vermindern. Eine immunsuppressive Therapie wird z. B. angewendet um die Abstoßungsreaktionen nach einer Gewebs- oder Organtransplantation zu kontrollieren. Diese Medikamente sind nicht ohne Nebenwirkungen und Risiken. Da die meisten von ihnen wenig selektiv wirken, kommt es zu einer grundsätzlichen Einschränkung der Abwehrmechanismen, was das Infektionsrisiko steigert und die Vermehrung und Verbreitung maligner Zellen im Organismus erleichtert – also das Risiko einer Krebserkrankung erhöht; vgl. *Mutschler/Geisslinger/Kroemer u. a.*, Arzneimittelwirkungen.

„Postoperative Immunsuppression: Obwohl das Spenderherz von einem Blutgruppen-identischen Spender stammt, enthält es doch viele genetische Informationen, die das Immunsystem des Empfängers als fremd erkennt. Um eine Reaktion gänzlich zu vermeiden, müsste das Spenderorgan von einer genetisch identischen Person stammen, wie dies nur bei einem eineiigen Zwilling möglich wäre. Da dies bei einer Herztransplantation in der Regel nicht der Fall ist, ist schon vor und auch während der Operation die Verabreichung von Medikamenten erforderlich, die das Erkennen des Fremdorgans abmildern und die Abstoßung soweit wie möglich verhindern sollen.“ (*Klinikum der Universität München*, Postoperative Immunsuppression, http://www.klinikum.uni-muenchen.de/Transplantationszentrum/de/patienten/herztransplantation/immunsuppression/index.html)

3. Fallvignette 2

Ein Mädchen im Alter von zweieinhalb Jahren wird von der Kinderärztin ins Krankenhaus überwiesen. Das Mädchen war schon seit längerer Zeit immer sehr blass und litt häufig an Bronchitis und Husten. Ihrem Naturell nach ist sie ein fröhliches und aufgewecktes Mädchen, spielt gerne und kann sich gut selber beschäftigen. Langeweile kommt bei ihr nie auf. Doch als sie ins Krankenhaus eingewiesen wird, ist sie antriebsschwach, sehr müde und für ihre Verhältnisse ungewöhnlich ruhig.

Die Herzleistung des Kindes liegt nur noch bei 20 %. Das Mädchen muss im Krankenhaus bleiben und intensiv medizinisch versorgt werden. Die Ärztinnen und Ärzte teilen den Eltern mit, dass das Herz des Mädchens so sehr geschwächt und geschädigt ist, dass keine Hoffnung auf Heilung besteht. Das Mädchen ist lebensbedrohlich erkrankt. Lediglich eine Herztransplantation könnte das Leben des Kindes retten.

Die dafür notwendigen Untersuchungen werden eingeleitet und das Mädchen wird zügig für eine Herztransplantation gelistet.

Für das Mädchen wie für seine Familie beginnt damit ein sehr langer Weg.

Zu diesem Zeitpunkt lerne ich als Seelsorgerin die Familie kennen. In dieser schweren und langen Zeit begleite ich vor allem die Mutter des kleinen Mädchens. Sie ist sehr gläubig und findet Halt im Gebet. Ein wichtiger Rückzugsort wird für sie die Klinikkirche. Zu dem kleinen Mädchen kommen regelmäßig eine Kindergärtnerin, eine Physio- und Ergotherapeutin. Zudem baut die zweieinhalb Jährige guten Kontakt zu den Pflegekräften und zu einer Ärztin auf.

Mit Hilfe der Medikamente kann die schwache Herzleistung des Kindes zunächst gut stabilisiert werden. Es darf auf die Normalstation verlegt werden.

Die Mutter wird zur Betreuung und Begleitung ihrer Tochter stationär mit aufgenommen. Untertags ist sie bei ihrer kleinen Tochter. Wenn das Mädchen eingeschlafen ist, verlässt die Mutter die Klinik und kann im Ronald McDonald Haus unterkommen. Viele andere Mütter und Väter lernt sie in diesem Haus kennen, die ein ähnliches Schicksal tragen oder die zusammen mit ihrem Kind für die immer wieder notwendigen Nach- und Kontrolluntersuchungen in die Klinik kommen. Diese Begegnungen sind zum Teil hilfreich, da die Mutter sich mit anderen austauschen kann, die dasselbe Schicksal tragen bzw. durchlebt haben. Doch sind diese Kontakte auch belastend, da sie bereits jetzt von den Komplikationen oder Nebenwirkungen erfährt, die nach einer Transplantation auftreten können.

Die Eltern des Mädchens schwanken von Beginn an zwischen der Hoffnung, dass sich die Herzleistung des Mädchens aufgrund der Medikamente so verbessern könnte, dass eine Herztransplantation doch nicht notwendig wird, und dem Bangen, ob das Mädchen überhaupt die Zeit überleben wird, bis ein passendes Spenderherz da ist.

Vor allem die Mutter bewegen viele Fragen: Wie schaffe ich es, Tag für Tag gut für mein Kind da zu sein und die Zuversicht nicht zu verlieren, dass alles gut gehen wird? Wie kann ich es aushalten, dass ein anderes Kind, das ebenfalls ein neues Herz benötigt, viel früher transplantiert werden kann als das eigene Kind? Wie gehe ich mit aufkommendem Neid gegenüber anderen Familien um und dem Gefühl, dass das Leben ungerecht zu sein scheint? Wie kann ich Tage, Wochen und Monate aushalten, die ich zusammen mit meinem Kind hauptsächlich in der Klinik verbringe? Wie wird mein Kind das ertragen? Wird mein Kind diese schwere Operation überstehen? Was erwartet uns nach der Transplantation? Welche Komplikationen und Nebenwirken werden bei unserem Kind auftreten aufgrund der Medikamente, die dafür sorgen sollen, dass das Herz nicht abgestoßen wird? Am schwerwiegendsten ist jedoch die Frage: Darf ich mir als Mutter überhaupt wünschen, dass es ein geeignetes Herz geben wird, denn das bedeutet ja, dass ein anderes Kind etwa im Alter des eigenen Kindes den Hirntod erleiden und versterben wird?

Als Seelsorgerin bin ich für die Mutter aufgrund ihres Glaubens die Person in der Klinik, bei der sie sich traut, all diese Fragen laut auszusprechen und ihre tiefe Verunsicherung, ihre Sorgen, Ängste und Gefühle anzusprechen. Indem wir miteinander beten, ich von Zeit zu Zeit eine Kerze in der Klinikkirche für die Familie anzünde, findet die Mutter Halt, Zuspruch und Stütze.

Ebenso hilfreich sind viele Mitarbeitende des Klinikums, die die Familie ins Herz geschlossen haben, aber genauso die Unterstützung der Verwandten und Freunde und die Zeichen der Verbundenheit aus dem Heimatort in Form von Briefen, Telefonaten und kleinen Aufmerksamkeiten.

Dennoch ist es eine Zeit großer Belastung und Herausforderung. Als Familie können sie lediglich am Wochenende zusammen sein und das die meiste Zeit nur auf der Kinderstation. Die Mutter muss ihren Beruf ruhen lassen. Die anderen Kinder werden Gott sei Dank von den Großeltern unter der Woche betreut und versorgt, wenn der Vater in der Arbeit ist. Doch sorgt die Mutter sich genauso um diese Kinder: Fühlen sie sich von mir vernachlässigt, im Stich gelassen? Wie verarbeiten sie diese Zeit der Trennung und die Sorge um die kleine Schwester?

Eines Tages erzählt mir die Mutter, dass sie jedes Mal, wenn sich ein Hubschrauber dem Krankenhaus nähert, sofort denkt und hofft, dieser Hubschrauber könnte nun ein passendes Herz für mein Kind bringen. Das geht so über Wochen, ja sogar Monate.

Es ist für die ganze Familie eine Zeit zwischen Zuversicht und Hoffnung einerseits und großen Sorgen und bedrängenden Ängsten um das Leben der Tochter andererseits. Der gesundheitliche Zustand des Kindes ist leider nicht immer stabil. Es fängt sich nach ein paar Wochen einen heftigen Infekt ein. Erneut muss das kleine Mädchen auf die Kinderintensivstation. Nach einigen Tagen stabilisiert sich der gesundheitliche Zustand des Mädchens so, dass sie zurück auf die Normalstation verlegt werden kann. Doch das immer wieder Hin- und Herwandern zwischen Normalstation und Intensivstation bleibt über viele Wochen, da sich die Werte mal deutlich verschlechtern, dann wieder einpendeln.

Nach gut 14 Monaten ist endlich ein passendes Herz da. Unmittelbar vor der Transplantation haben wir die Möglichkeit, miteinander um Gottes Segen zu bitten für alle, die an der Transplantation beteiligt sind und vor allem für das kleine Mädchen, dass es die Operation gut überstehen und ihr Körper das neue Herz annehmen möge.

Die Operation verläuft gut und das kleine Mädchen erholt sich schnell von der schweren Operation. Die ersten Tage verbringt es auf der Intensivstation. Nach 4 Wochen können Mutter und Tochter nach Hause entlassen werden.

In den ersten Wochen Zuhause kommen sie jede Woche zur Kontrolle ins Krankenhaus. Nachdem die Werte im Großen und Ganzen in Ordnung sind, vergrößert sich der Abstand der Kontrollen. Doch das Kind muss weiter unter relativ engmaschiger ärztlicher Aufsicht bleiben.

Es wird noch einige Zeit vergehen, bis sich ein im Vergleich zu gleichaltrigen Kindern relativ normaler Alltag für das Mädchen einstellen wird. Erst wenn es 5 Jahre alt ist, wird es einen Kindergarten besuchen können. Die Gefahr, sich dort eine Infektion einzufangen, ist zum jetzigen Zeitpunkt noch zu groß. Die Mutter versucht weiter ganz für die Tochter da zu sein und kehrt erst einmal noch nicht in ihren Beruf zurück. Diese Einschränkungen nimmt die Mutter gerne in Kauf, da sie vor allem dankbar und froh darüber ist, dass die zweieinhalb Jährige bzw. inzwischen dreieinhalb Jährige alles gut überstanden hat, dass das Herz gut arbeitet, sie wieder als Familie zusammen sein können und dass sie ihre Tochter wie früher als ein fröhliches und aufgewecktes Kind bei sich haben. Die Familie denkt häufig ebenso an das Kind und dessen Eltern, das verstorben ist und von dem ihr eigenes Kind ein neues Herz bekommen hat. Dieses Kind gehört nun in Gedanken mit zur Familie, auch wenn sie nie erfahren werden, wie das Kind geheißen hat, wie alt es war und wo es gelebt hat.

Wie anhand der beiden Fallbeispiele zu erkennen ist, tauchen bei den betroffenen Patientinnen und Patienten und ihren Angehörigen ähnliche Fragen,

Themen und Probleme auf, die in der Begleitung durch die Seelsorgenden Gegenstand der Gespräche werden können:

4. Diagnose Herztransplantation

Bei erwachsenen Patientinnen und Patienten zeigen sich unterschiedliche Reaktionen auf die Diagnose, dass das eigene Leben nur noch gerettet werden kann, wenn eine Herztransplantation vorgenommen wird.

Manche Patientinnen und Patienten ringen schwer mit der Diagnose, dass sie ein neues Herz benötigen. Etwas, was so zu ihnen gehört, was Teil von ihnen ist, hergeben zu müssen, erfüllt sie mit großem Schmerz und ist für sie zunächst nicht denkbar. Daher quält sie die Frage: Will ich für mich überhaupt eine Transplantation? Werde ich einer Transplantation zustimmen?[10]

Daneben gibt es Patientinnen und Patienten, die das eigene Herz lediglich als einen Muskel sehen, der durch einen funktionierenden gleichen Muskel ersetzt werden kann. Es ist anzunehmen, dass diese Menschen keine große Mühe damit haben werden, wenn es medizinisch möglich werden sollte, Schweineherzen zu transplantieren.

Benötigt ein Kind ein neues Herz, müssen auch die Eltern erst einmal den Schock verarbeiten, den die Diagnose bei ihnen ausgelöst hat. Die Eltern, mit denen ich bisher zu tun hatte, stellten sich jedoch nicht die Frage, ob sie einer Transplantation zustimmen oder nicht, sondern sie hofften immer und immer wieder, dass die Transplantation nicht notwendig werden wird, weil sich das Herz ihres Kindes doch noch durch die bereits verabreichten Medikamente erholen möge. Sie versuchen damit, den Gedanken an eine Transplantation mit all den damit verbundenen Risiken zu verdrängen.

5. Organ eines Toten

Erst nach und nach wird Eltern bewusst, dass ein anderes Kind etwa im selben Alter mit etwa gleichem Körpergewicht wie ihr eigenes Kind an Hirntod versterben wird, damit das eigene Kind die Chance auf ein Spenderherz bekommen kann. Diese Eltern bangen selbst um das Leben ihres Kindes. Demzufolge haben sie eine Ahnung von dem unsagbaren Schmerz der Eltern des Kindes, das zum Spender wird. Daher stellen sich diese Eltern die Frage: Haben wir überhaupt das Recht, dass das Leben unseres Kindes durch den unvermeidbaren Tod eines anderen Kindes gerettet wird? Und zugleich sagen sie: „Aber ich

10 Vgl. *Drees/Deng/Scheld*, Psychologische Probleme, 189–195.

will mein Kind doch nicht verlieren müssen. Ich will, dass es gerettet wird." Sie befinden sich psychisch wie emotional in einem Dilemma.

Ebenso kreisen erst in einem zweiten Schritt die Gedanken einer oder eines betroffenen erwachsenen Patientin oder Patienten um die Tatsache: „Ich kann nur überleben, wenn ein anderer Mensch für mich stirbt." Dass dieser Mensch so oder so versterben wird, kommt bei der betroffenen Patientin oder dem betroffenen Patienten kaum in den Blick und dass diese Spenderin oder dieser Spender sich bereit erklärt hatte, ihr oder sein Herz zu spenden, sollte sie oder er einen Gehirntod erleiden bzw. die Angehörigen diese Bereitschaft als den mutmaßlichen Willen der oder des Sterbenden annehmen. Es bleibt das Bild: ein anderer Mensch stirbt für mich. In dieser Phase schwankt die Patientin oder der Patient zwischen Hoffnung und Angst. Die Hoffnung basiert auf der Aussicht, weiterleben zu können und zu dürfen. Die Angst gründet in der Sorge, in der Zeit des Wartens auf ein Spenderherz zu versterben.

Bei schwerem und langwierigem Krankheitsverlauf mit vielen Höhen und Tiefen und einem extremen Wechselbad der Gefühle – sowie bei dem oben beschriebenen Patienten – verändert sich die Gefühlslage der Patientin oder des Patienten. Sie oder er vermag nicht mehr länger die massiven Schmerzen und den quälenden Kampf auszuhalten. Deshalb wünscht sie oder er sich sehnlichst die befreiende Nachricht von den Ärztinnen und Ärzten, dass ein passendes Spenderherz für sie oder ihn da sei. In diesem Zustand vermag die Patientin oder der Patient an nichts anderes zu denken.

Daneben gibt es Patientinnen und Patienten, die sich nicht groß mit der Tatsache beschäftigen, dass nur aufgrund des Versterbens eines anderen Menschen durch Hirntod ihr eigenes Leben gerettet werden kann. Im Vordergrund steht für sie die eigene Erkrankung und der Wunsch weiterleben zu können. Vielleicht ist das für manche Patientinnen und Patienten ein wichtiger Selbstschutz, um die Schwere der Diagnose und die Zeit des Wartens überhaupt aushalten und psychisch durchstehen zu können. Als Seelsorgende kommen wir gelegentlich mit diesen Patientinnen und Patienten in Kontakt, eine Begleitung entwickelt sich eher selten daraus.

6. Dankbarkeit

Ein weiterer Gedanke beschäftigt die Patientinnen und Patienten vor der Transplantation: Ist mein Körper gut genug für das fremde Organ? Vermag mein Körper dieses Herz überhaupt anzunehmen? Der Patientin oder dem Patienten ist bewusst geworden, welch großes Geschenk es ist, wenn ein anderer Mensch sich bereit erklärt hat, seine Organe zu spenden, damit andere Menschen durch seine Organe eine Chance zum Überleben bekommen. Das erfüllt die Betroffenen mit großer Dankbarkeit.

Dankbarkeit erfüllt die Transplantierten ebenso nach der Transplantation. Dies kommt zum Ausdruck, in dem die meisten Transplantierten den Tag, an dem die Transplantation stattgefunden hat, als ihren zweiten Geburtstag bezeichnen. In ihrer Biografie wird dieser Tag ein weiterer bedeutender Termin, der Tag, an dem sie neues Leben geschenkt bekommen haben und der Blick in die Zukunft wieder möglich geworden ist. Es ist für manche zudem jener Tag, an dem sie nicht nur an sich denken, sondern in besonderer Weise an die oder den verstorbenen Spenderin oder Spender und deren bzw. dessen Familie.

7. Neue Verantwortung

Wenn die Transplantierten nach der Transplantation langsam genesen und die ersten Untersuchungen ergeben, dass das neue Organ in ihrem Körper gut arbeitet, wird ihnen klar, dass sie nun gegenüber diesem Organ eine besondere Verantwortung tragen. Diese Verantwortung zu übernehmen, sind sie der Spenderin oder dem Spender gegenüber aus Respekt schuldig. Daher versuchen die meisten, mehr Sorge als früher zu tragen für sich, ihren Körper und ihr Leben.

8. Beschämtsein

Zugleich fühlt sich die Empfängerin oder der Empfänger eines Spenderherzens eventuell beschämt. Infolgedessen beschäftigen sie oder ihn die Fragen: Bin ich es überhaupt wert, ein Herz von einem anderen Menschen zu bekommen? Wie habe ich bisher gelebt? Welche Werte haben in meinem bisherigen Leben eine Rolle gespielt? Die anstehende Transplantation kann somit Anlass werden, dass betroffene Patientinnen und Patienten über ihr zurückliegendes Leben nachdenken und begangene Fehler, Versäumnisse und Unterlassungen erkennen. Daneben aber auch entdecken, was ihnen geglückt ist, was ihnen wichtig, wertvoll und ans Herz gewachsen ist. Für manche verändert sich durch dieses Nachdenken der Blick auf das eigene Leben und eine Neuorientierung und -ausrichtung beginnt.

Beschämt sind die Betroffenen zum Teil aber auch, weil sie bekennen müssen, dass sie selbst sich nie Gedanken darüber gemacht haben, ob sie sich bereit erklären, ihre Organe im Falle des Gehirntodes zu spenden.

9. Bin ich mit fremdem Organ ein anderer/eine andere geworden? – Frage der Identität

Manche Patientinnen und Patienten erzählen, dass sie nach der Herztransplantation sich und ihren Körper neu kennenlernen und erst wieder Vertrauen zu ihrem Körper aufbauen müssen. Dies kann erschwert sein, weil das neue Herz unter Umständen eine andere Herzfrequenz besitzt als das eigene Herz. Etliche Transplantierte berichten außerdem, dass sie plötzlich Vorlieben oder Abneigungen gegenüber bestimmten Dingen oder Hobbies verspüren, die sie zuvor an sich nie gekannt haben. Diese Wahrnehmung der Transplantierten wirft die Frage nach der Identität auf.

Ob durch das neue Organ wirklich Vorlieben oder Abneigungen übertragen werden, die der Spenderin oder dem Spender zu eigen waren, darauf vermag ich keine Antwort zu geben. Dennoch nehme ich diese Beobachtungen und Äußerungen der Transplantierten ernst, da sich dahinter einige wichtige Fragen verbergen: „Wer bin ich jetzt mit diesem neuen Organ? Habe ich mich verändert? Wer war meine Spenderin oder mein Spender? Gerne würde ich etwas von meiner Spenderin oder meinem Spender wissen." Das bedeutet, dass die oder der Transplantierte herausgefordert ist angesichts der Implantation des fremden Organs, das Fremde in ihre oder seine Persönlichkeit zu integrieren und ihr oder sein Selbstbild und das eigene Selbstgefühl neu zu finden. Dies wird immer weniger wichtig, sobald das neue Herz immer mehr das eigene Herz wird, da das Fremde immer stärker das Eigene wird. Das aber braucht Zeit und eventuell Begleitung durch Psychologeninnen und Psychologen oder Seelsorgende.

10. Infektionsgefahr

Mit dem Tag der Transplantation kann die oder der Transplantierte nicht einfach wieder in ihr oder sein altes Leben zurückkehren. Mit der Erkrankung und der notwendig gewordenen Transplantation verändert sich das Leben der Betroffenen. Sie müssen Immunsupressiva zu sich nehmen, damit das Organ nicht abgestoßen wird. Aufgrund dieser Medikamente ist das Immunsystem geschwächt und dadurch sind Transplantierte anfälliger für Infektionen, die bei schlechtem bzw. massivem Verlauf zum Tode führen können.

Diese Infektanfälligkeit kann die Transplantierten verunsichern und zermürben. Viel Geduld und Ausdauer benötigen sie teilweise, bis sie einigermaßen zu Kräften kommen und ihren normalen Alltag aufnehmen können. Auch in dieser Zeit erfahren die Transplantierten eine Ambivalenz der Gefühle. Sie sind froh und dankbar, dass die Transplantation möglich war und gelungen ist, doch zugleich spüren sie, wie sehr die nur langsam voranschreitende Genesung an ihren Kräften zehrt und sie immer wieder Momente der Resignation und Mutlosigkeit erleben.

11. Bleibende Verunsicherung

Die Transplantierten müssen sich regelmäßig ärztlichen Kontrollen[11] unterziehen. Außerdem wird bei Herztransplantierten jährlich eine Herzkatheter-Untersuchung vorgenommen, die nicht ohne Risiko ist. Vor diesen Untersuchungen beobachten viele Betroffene bei sich eine aufkommende Angst und Sorge, ob weiterhin die einzelnen Werte in Ordnung sind, sich keinerlei Abstoßungsmerkmale zeigen und das neue Herz wirklich gut arbeitet. So beschäftigt die Betroffenen immer wieder von neuem die Frage, wie gut und wie viele Jahre das implantierte Organ wohl arbeiten wird.[12] Wenn ehemalige Patientinnen und Patienten für diese Untersuchungen in die Klinik kommen, in der sie transplantiert wurden, nehmen sie gelegentlich erneut Kontakt zur Seelsorge auf.

---

11 „Nach Abschluss der stationären Behandlung erfolgt in der Frühphase nach Transplantation zunächst einmal pro Woche eine ambulante Kontrolle im Transplantationszentrum. Dabei werden Blut-, Ultraschall- und Röntgenuntersuchungen gemacht sowie gegebenenfalls eine Rechtsherzbiopsie durchführt. Bei stabiler Transplantatfunktion werden dann im weiteren Verlauf die Abstände zwischen den Kontrollen immer länger. Nach dem ersten Jahr werden die Patienten je nach Verlauf nur noch halbjährlich beziehungsweise jährlich einbestellt. Die Bestimmung wichtiger Laborparameter sollte allerdings trotzdem weiterhin regelmäßig (ca. alle vier Wochen) durchgeführt werden. Dies kann beim Hausarzt erfolgen. Lediglich die Bestimmung der Medikamentenspiegel muss in einem Speziallabor durchgeführt werden. Dieses übermittelt die Werte dann dem Transplantationszentrum, das gegebenenfalls eine Adaptierung der Dosis dem Patienten telefonisch mitteilt.“ (*Klinikum der Universität München*, Nachkontrollen, in: http://www.klinikum.uni-muenchen.de/Transplantationszentrum/de/patienten/herztransplantation/nachkontrollen/index.html)

12 „Zehn Jahre nach Transplantation sind noch ca. 60 % der Patienten am Leben, der am längsten überlebende Patient wurde vor mehr als 25 Jahren transplantiert.“ (*Klinikum der Universität München*, Erfolgsaussichten, in: http://www.klinikum.uni-muenchen.de/Transplantationszentrum/de/patienten/herztransplantation/erfolgsaussichten/index.html)

Literaturverzeichnis

Baenkler, Hanns-Wolf/Fritze, Dieter/Füßel, Hermann S. u. a., Innere Medizin, Stuttgart 2001.

Bakus, Simone/Stets, Hans-Jörg, Ethische Dimension der Seelsorge hinsichtlich der Transplantationsmedizin. Impulse zur Diskussion, Düsseldorf/Essen 2011.

Bentele, Katrin, Seelsorgekonzepte und Medizinethik, in: Haker, Hille/Bentele, Katrin/Moczynski, Walter u. a. (Hg.), Perspektiven der Medizinethik in der Klinikseelsorge (Medical Ethics and Health Care Chaplaincy/Medizinethik in der Klinikseelsorge 2), Berlin 2009, 137–165.

COPD – Deutschland e.V., Was bedeutet Patientencompliance?, in: www.copd-deutschland.de/was-bedeutet-patientencompliance [abgerufen am 23.08.2021].

Deutsche Gesellschaft für Kardiotechnik e.V., ECMO / ECLS, in: https://dgfkt.de/technik/ecmo-ecls [abgerufen am 23.08.2021].

Drees, Gabriele/Deng, Mario C./Scheld, Hans H., Psychologische Probleme bei Herztransplantationen, in: Bengel, Jürgen/Jerusalem, Matthias (Hg.), Handbuch der Gesundheitspsychologie und Medizinische Psychologie, Göttingen 2009, 189–195.

Fachpflegewissen.de, Laktat, in: fachpflegewissen.de/2011/03/03/laktat [abgerufen am 23.08.2021].

Hasselbach, Kristina, Transplantierte oder auf ihre Transplantation wartende Kinder in der Klinikseelsorge, in: Wege zum Menschen 62 (2000), 598–612.

Klinikum der Universität München, Erfolgsaussichten nach einer Herztransplantation, in: http://www.klinikum.uni-muenchen.de/Transplantations zentrum/de/patienten/herztransplantation/erfolgsaussichten/index.html [abgerufen am 23.08.2021].

Klinikum der Universität München, Nachkontrollen in: http://www.klinikum.uni-muenchen.de/Transplantationszentrum/de/patienten/herztransplantat ion/nachkontrollen/index.html [abgerufen am 23.08.2021].

Klinikum der Universität München, Postoperative Immunsuppression, in: http://www.klinikum.uni-muenchen.de/Transplantationszentrum/de/patienten/herztransplantation/immunsuppression/index.html [abgerufen am 23.08.2021].

Ley, Friedrich, Herz über Kopf, in: Wege zum Menschen 62 (2000), 16–30.

Mutschler, Ernst/Geisslinger, Gerd/Kroemer, Heyo K. u. a., Arzeneimittelwirkungen. Lehrbuch der Pharmakologie, der klinischen Pharmakologie und Toxologie, Stuttgart [10]2013.

Universitätsklinikum Heidelberg, Kunstherz beim Kind, in: www.klinikum.uni-heidelberg.de/suche?tx_solr%5Bq%5D=Kunstherz&tx_solr%5Bfilter%5D%5B%5D=pageHierarchy%3A106784#layer=/verfahren/kunstherz-beim-kind-200131 [abgerufen am 23.08.2021].

Rabia Bechari und Ahmed Douirani

Klinikseelsorge aus muslimischer Sicht

Praktische Erfahrungen und ihre Relevanz für die Xenotransplantation

Muslimische Klinikseelsorge, wie sie im Folgenden am Beispiel der Arbeit von Salam e.V. vorgestellt wird, verstehen wir in erster Linie und dem Namen nach als *Sorge für die Seelen*.[1] Die Seelsorge richtet sich nach unserem Verständnis dabei nicht allein an die Patientinnen und Patienten, sondern an alle Menschen in der Klinik. Von der Reinigungskraft bis hin zur Ärztin bzw. Arzt ist auch das Klinikpersonal eingeladen, das seelsorgliche Angebot in Anspruch zu nehmen. Dementsprechend wird kein Unterschied gemacht, ob jemand krank ist oder gesund, wenn sie oder er Redebedarf hat.

1. Zum Rollenverständnis in der muslimischen Klinikseelsorge: eigentliche und uneigentliche Aufgaben

Die muslimische Klinikseelsorge ist von Anfang an mit Aufgaben konfrontiert gewesen, die sich nicht aus dem spezifischen Seelsorgeauftrag ergeben, sondern aus Sprachproblemen muslimischer Patientinnen und Patienten mit Migrationshintergrund. In solchen Fällen werden gerne muslimische Seelsorgerinnen und Seelsorger – aber beispielsweise auch Reinigungskräfte, die die entsprechende Sprache sprechen – als Übersetzerinnen und Übersetzer hinzugezogen. Dieses Vorgehen führt jedoch in der Regel zu einer großen Verunsicherung, weil es schwierig ist, einer Patientin oder einem Patienten ohne Kenntnis der medizinischen Fachbegriffe in der Muttersprache zu vermitteln, wie es um ihren oder seinen Gesundheitszustand steht.

Diese Aufgabe ist für Seelsorgerinnen und Seelsorger problematisch: Patientinnen und Patienten können den Eindruck gewinnen, dass mehr im Sinne der Ärztinnen und Ärzte übersetzt wird und die Patientinnen- und Patientenbelange dabei zu wenig zur Geltung kommen. Auch umgekehrt kann es der Fall sein, dass die Ärztin oder der Arzt sich verunsichert fühlt, weil sie oder er nicht weiß, wie der Seelsorger oder die Seelsorgerin der Patientin oder dem

1 Vgl. für die Arbeit *Salam e.V.*, in: http://inkurs.de.

Patienten die Mitteilung über ihre oder seine Krankheit übersetzt. Deswegen ist es schwierig, in diesem Kontext überhaupt eine Position anzunehmen und zu begleiten, ohne sich in medizinischen Entscheidungen, die der Patientin oder dem Patienten obliegen, unzulässig einzumischen. Wegen dieser Probleme, die in der Praxis entstehen können, sollten daher nur neutrale Personen diese Übersetzungsaufgabe übernehmen.

Dies ist im Klinikalltag jedoch schwierig zu realisieren. Wenn niemand anderes da ist, der die Sprache der Patientin bzw. des Patienten spricht, ist es eine große Hilfe, wenn jemand vor Ort ist, der übersetzen kann. Wer jedoch keinen fachlichen medizinischen Hintergrund hat, kann meist medizinische Fachbegriffe nicht präzise genug übersetzen. Dies ist auf dem sensiblen Feld eines Gesprächs mit Patientinnen und Patienten über deren jeweilige Krankheiten nicht unproblematisch, weil dadurch Missverständnisse entstehen können. Muslimische Seelsorge sollte wegen der Gefahr solcher Rollenkonflikte und Kommunikationsprobleme aus unserer Sicht deutlich zwischen seelischem Beistand und Übersetzungshilfe trennen. Dieser Grundsatz hinsichtlich des Rollen- und Aufgabenverständnisses wird angehenden Klinikseelsorgerinnen und -seelsorgern bereits in ihrer Ausbildung vermittelt. Ob diese Haltung auch in anderen Vereinen, etwa bei der Muslimischen Seelsorge Wiesbaden e.V. (MUSE)[2], so strikt vertreten wird, können wir nicht sagen, da die Seelsorge und ihre Aufgaben letztlich nicht überall einheitlich definiert sind. Zuweilen kann beispielsweise auch die Verzweiflung einer Ärztin oder eines Arztes in der Kommunikation mit ihren oder seinen Patientinnen und Patienten dazu anregen, als Seelsorgerin oder Seelsorger hier Übersetzungshilfe zu geben, wenngleich dies nicht dem eigenen Aufgabenfeld entspricht. Auch nach der Ausbildung sind im Berufsalltag selbstverständlich auch Lernprozesse nötig, die durch Praxis-Erfahrungen angeregt werden.

2. Religiöse Rituale für muslimische Klinikgäste und Angehörige

Neben dem Gesprächsangebot, das allen Menschen in der Klinik offensteht, bietet die muslimische Klinikseelsorge auch die Durchführung religiöser Rituale an. Insbesondere in Fällen, in denen Patentinnen und Patienten eine schwierige, womöglich lebensgefährliche Diagnose erhalten haben, kommen schwerwiegende religiöse Fragen, etwa nach dem Sinn des Lebens, auf. Häufig

2 Vgl. *Muslimische Seelsorge Wiesbaden e.V.*, in: www.muse-wiesbaden.de.

geht der Ritualwunsch auch von den Familienangehörigen aus – etwa bei Bettlägerigen, die nicht mehr richtig ansprechbar sind. In solchen Fällen bitten die Angehörigen das Seelsorgepersonal zum Beispiel um Rezitationen von Versen des Koran, die der oder dem Kranken am Herzen liegen. Dabei geht es vor allem darum, einfach nur für die Patientinnen und Patienten sowie für die Angehörigen da zu sein.

Es gibt außerdem Fälle, in denen die Familien überfordert sind. Dann wird etwa geäußert, man sei zwar religiös, wisse aber nicht, welche religiösen Regeln man bei einer Krankheit beachten muss oder welche Rituale Sterbenden angemessen sind und wie entsprechende Rituale durchzuführen oder Gebete angemessen zu formulieren sind. Auch kommen Fragen nach Sinn und Schuld etwa bei Themen wie Abtreibung oder einer Krebserkrankung auf. Betroffene fragen sich, was sie falsch gemacht hätten und ob die Krankheit religiös als eine Strafe zu deuten sei. In all diesen Situationen können wir helfen, indem wir Rituale anbieten und Rat in religiösen Fragen geben. Für solche Fälle ist daher der theologische Part der Seelsorgeausbildung wichtig. Dabei wird vermittelt, dass es nicht nur darauf ankommt, Antworten auf religiöse und moralische Fragen geben zu können, sondern Patientinnen und Patienten dazu anzuleiten, ihre eigenen Antworten zu finden. Es geht darum, nicht vorzugeben, was religiös oder moralisch richtig oder falsch ist, sondern dass die Patientinnen und Patienten selber entscheiden, wie sie ihren Glauben praktizieren und auf ihre Situation bezogen auslegen.

3. Wenn religiöse Pflichten in Konflikt mit medizinisch Gebotenem stehen

Im Krankenhausalltag kann es immer wieder dazu kommen, dass eine Spannung zwischen medizinischen Erfordernissen und islamischen Vorschriften entsteht. Beispielsweise kann die Frage aufkommen, ob die künstliche Ernährung einer muslimischen Patientin bzw. eines muslimischen Patienten Schweinefett enthält. Diese oder dieser fragt sich dann aufgrund des islamischen Verzehrverbotes für Schweinefleisch, ob sie oder er diese Nahrung nun zu sich nehmen dürfe oder nicht. Aufgabe der Klinikseelsorge ist es dann, nach einschlägigen Rechtsgutachten europäischer muslimischer Gelehrter zu solchen Fragen zu recherchieren. Auf deren Grundlage kann etwa verdeutlicht werden, dass in der Notsituation einer Krankheit der Lebenserhalt auch in religiöser Hinsicht wichtiger ist als die sonst geltenden Gebote.

Ein ähnliches Beispiel handelt von einem Patienten, der während des Fastenmonats Ramadan seiner religiösen Pflicht zum Fasten nachkommen möchte, obwohl er aus Gesundheitsgründen unbedingt essen und trinken sollte. Vielen Gläubigen fehlt es an religiösem Wissen. Sie kennen das Fasten von klein auf als religiöse Pflicht, wissen aber nicht immer um die Ausnahmeregeln, etwa im Krankheitsfall. Sie sind in solchen Fällen von der Fastenpflicht befreit; mehr noch ist es aus Gesundheitsgründen in dieser Situation vielmehr ihre Pflicht zu essen statt zu fasten. Das sind Beispiele für mögliche theologische Themen und Fragen, die aufkommen, wenn wir mit den Klinikgästen reden oder wenn wir Anrufe bekommen und Fragen vonseiten des Personals zu diesen und ähnlichen Themen an uns herangetragen werden.

4. Islamisch-religiöse Fragen im Kontext der Transplantationsmedizin

Auch bei der Transplantationsmedizin im Allgemeinen und künftig bei der Xenotransplantation im Besonderen spielen kulturelle und religiöse Aspekte für muslimische Klinikgäste und ihre Angehörigen eine wichtige Rolle. Die Gläubigen wünschen zu wissen, wie ihre Religion dazu steht. Wir versuchen hier dafür zu sensibilisieren, dass es auf diese neuen, aus dem medizinischen Fortschritt herrührenden Fragen aus islamischer Sicht keine einfachen Antworten gibt. Religiöse Positionen hinsichtlich der Erlaubtheit oder Unerlaubtheit bedürfen daher auf diesen Feldern immer einer Begründung. Der Grundsatz des Lebenserhalts gemäß der entsprechenden Stelle im Koran ist für uns als Maxime zentral: „Wer einem Menschen zum Leben hilft, hat der ganzen Menschheit zum Leben geholfen" (Sure 5:32). Daraus folgt eine besondere Verantwortung gegenüber dem eigenen Körper und dem eigenen Leben. Auch in religiöser Hinsicht gilt für Muslime daher, jede Möglichkeit zu nutzen, die der Gesundheit und dem Lebenserhalt dient. Neben theologischen Begründungen sind natürlich auch die rechtlichen Regelungen, die in Deutschland gelten, zu beachten. Beim Thema Organhandel heißt das beispielsweise zu verdeutlichen, dass ein kommerzieller Umgang mit menschlichen Organen nicht erlaubt ist.

Bei der Frage, ob in einem konkreten Fall eine Organtransplantation auch durchgeführt werden soll und darf, ist eine angemessene Abwägung vonnöten. Dabei ist danach zu fragen, ob die entsprechende Operation womöglich mehr schadet als nützt. Wenn das Abwägungsergebnis derart ausfällt, dass eine solche Organtransplantation medizinisch sinnvoll ist und dem Leben und der Gesundheit der Patientin bzw. des Patienten dient, dann spricht auch aus religiöser Perspektive nichts gegen eine solche Operation. Dies kann theologisch aus dem besagten Grundsatz geschlossen werden, dass Gott dem Menschen das Leben gegeben hat und ihn auffordert, auf die Gesundheit zu achten. Von daher können wir Seelsorgerinnen und Seelsorger den Patientinnen und Patienten vermitteln, dass man grundsätzlich dankbar sein kann, dass es heute medizinisch diese Möglichkeit gibt, durch eine Organtransplantation Leben und Lebensqualität zu verbessern.

5. Religiöse Ängste und Missverständnisse bei der Xenotransplantation

Mit Blick auf die Xenotransplantation sind die Bedenken und Ängste der Erkrankten meist noch größer als bei einer herkömmlichen Transplantation. Unserer Einschätzung nach ist es dabei zum einen wichtig, zu unterscheiden, um welches Organ oder Gewebe es sich handelt, und zum anderen, welches Tier für die Transplantation in Frage kommt.

Geht man allgemein von einer Herztransplantation aus, so ist zunächst Folgendes wichtig: Es gilt Missverständnisse darüber zu klären, welche Bedeutung dem Herzen aus religiöser Sicht zukommt. Wenn es heißt, dass der Glaube im Herzen des Menschen verankert ist, kann die Frage aufkommen, ob mit dem Herzen das körperliche Organ gemeint ist. Klinikseelsorge ist dann gefragt zu erklären, dass die Patientin und der Patient nach einer Herztransplantation derselbe Mensch bleibt wie zuvor und mit dem Herzen, in dem ihr oder sein Glaube wohnt, dass also mit der religiösen Rede vom Herzen nicht das Organ gemeint ist. Gerade auch wenn es um tierische Organquellen geht, ist es wichtig zu betonen, dass die muslimische Identität durch eine Xenotransplantation – auch eines Herzens – nicht gefährdet wird. Solche Sorgen und Missverständnisse gibt es sicherlich nicht allein im Islam. Unsere Aufgabe ist es dann, Befürchtung zu entkräften, nach der Transplantation ein anderer, vielleicht gar ein weniger gutmütiger Mensch zu werden, nur weil man fortan das Herz einer oder eines anderen trägt. Dieses Thema bedarf mehr Aufklärungsarbeit. Wir haben hier also grundlegend die Aufgabe, zwischen der medizinischen und der religiös-theologischen Ebene unterscheiden zu helfen.

Es kommt auch vor, dass Patientinnen und Patienten, die vor einer Organtransplantation stehen, von anderen gesagt bekommen, sie würden danach zu anderen Menschen werden. Besonders belastend ist es für die Betroffenen, wenn etwa die Ehepartnerin oder der Ehepartner behauptet, man sei nach der Transplantation nicht mehr derselbe Mensch. Das kann psychisch beeinträchtigen und krank machen. Viele möchten aus diesem Grund, dass ihre Transplantationsgeschichte diskret behandelt wird. Gerade weil solche Vorstellungen kursieren, ist den Betroffenen die Vertraulichkeit des seelsorglichen Gesprächs meist sehr wichtig.

Das islamische Verbot des Verzehrs von Schweinefleisch kann bei der Xenotransplantation zusätzlich dann eine Rolle spielen, wenn das Organ etwa ein Schweineherz ist. Es gibt Muslime, für die alles, was mit Schweinen zu tun hat, als verboten gilt, wenngleich dies hinsichtlich religiöser Normen so nicht stimmt. Insofern hat diese Vorstellung mehr gesellschaftliche und historische denn theologische Gründe. Im Islam geht es nur um das Verbot, Schweinefleisch zu essen – eine Organtransplantation wird von diesem Verbot nicht erfasst. Die Transplantation ist aus theologischer Perspektive unbedenklich, auch bei einem Schweineherz. Dies zu vermitteln ist eine wichtige seelsorgliche Aufgabe, insbesondere wenn von einer solchen Transplantation das Leben des betroffenen Patienten bzw. der betroffenen Patientin abhängt. Bei der Wahl zwischen einem Schweineherz oder dem Tod würden wir bei zweifelnden Patienteninnen und Patienten entschieden für das Leben werben. Auch in so einem Fall leisten Seelsorgerinnen und Seelsorger also Aufklärungsarbeit und versuchen Ängste zu nehmen. Wir können dabei auf den Segen des medizinischen Fortschritts verweisen.

Dies kann als genuin religiöser Auftrag gedeutet werden, denn Gott hat das Leben geschenkt, das es in diesem Fall mithilfe der Xenotransplantation zu retten gilt. Dieser Auftrag der Klinikseelsorge gewinnt zusätzlich an Gewicht, da wir mit den Menschen über das Thema auf der Basis des gemeinsam geteilten Glaubens ins Gespräch kommen. Nichtmuslimische Personen mit einer Außensicht auf den islamischen Glauben könnten nicht in demselben Maße das Vertrauen der muslimischen Patientinnen und Patienten in dieser Situation gewinnen. Dennoch bleibt es auch für uns Seelsorgerinnen und Seelsorger hierbei wichtig, die Entscheidungsfreiheit und die psychische Verfasstheit des Patienten bzw. der Patientin zu berücksichtigen. Sie sollen nicht das Gefühl vermittelt bekommen, man dränge ihnen eine Entscheidung auf. In der Praxis ist es hilfreich, die Frage nach der religiösen Bewertung einer Organtransplantation am Beispiel der Beziehung einer Mutter zu ihrem Kind zu veranschaulichen. Für eine Mutter wäre es überhaupt keine Frage, von wem bzw. von welchem Tier die Herzklappe stammt, die ihr Kind retten kann. Für sie ist die Hauptsache, dass ihr Kind weiterleben kann.

Die Diskussionen darum, ob Xenotransplantation als klinisches Verfahren zugelassen werden soll, haben gesamtgesellschaftliche Relevanz. Es ist uns deshalb ein besonderes Anliegen, zu betonen, dass muslimische Akteurinnen und Akteure die bisherigen Diskussionsschritte mitbegleiten konnten und dass sie auch weiterhin mit eigenen themenspezifischen Veranstaltungen an der Debatte beteiligt sind. Diese Beteiligung auch von muslimischen Theologinnen und Theologen und ihre Berücksichtigung in der gesellschaftlichen Debatte ist wichtig für die Akzeptanz der Xenotransplantation unter muslimischen Gläubigen.

Literatur

Muslimische Seelsorge Wiesbaden e.V., in: www.muse-wiesbaden.de [abgerufen am 23.03.2024].

Salam e.V., in: inkurs.de [abgerufen am 23.03.2024].

Eva Weisz und Willy Weisz

Transplantation, aber jüdisch korrekt

Reflexionen basierend auf rund 3500 Jahren bio- und medizinethischer Tradition

1. Vorbemerkung

Um nachzuvollziehen, wie das Judentum an die Fragen zur Organtransplantation einschließlich der Xenotransplantation, von der man sich die Behebung des Mangels an Spenderorganen erhofft, herangeht, ist es notwendig, die Halacha, den Weg ihres sich dynamisch entwickelnden Kanons von Weisungen und ihr ethisches Verständnis, zu verstehen. Ausgehend von der schriftlichen und mündlichen Torah (*Lehre*, nicht *Gesetz*, wie christlicherseits meist, aber fälschlich übersetzt), die nach jüdischer Überzeugung G'ttlichen[1] Ursprungs sind, sind seit mehr als 3000 Jahren durch hermeneutische Ableitungen Regeln und Vorschriften ausgearbeitet worden, die die Entwicklungen von Wissenschaft und Gesellschaft berücksichtigen.

Trotz der sichtlichen Diskrepanz zum Stand der Medizin- und Biowissenschaften vor 3500 Jahren lassen sich aus den damals formulierten ethischen und rechtlichen Vorstellungen unter Anwendung von Sätzen hermeneutischer Regeln Erkenntnisse über das von der jüdischen Religion heute geforderte Verhalten gewinnen.[2]

2. Jüdin oder Jude sein – was heißt das?

In der Torah[3] wird ab dem Auszug aus Ägypten und der Offenbarung am Sinai neben den Nachkommen der zwölf Söhne Jakobs, der zusätzlich den Namen

---

1 Es ist im Judentum üblich in Anlehnung an das hebräisch nie vokalisierte Tetragramm, als Bezeichnung für den Einen und Einzigen G'tt auch in anderen Sprachen den (z. B. in Deutsch oder Englisch) oder einen (in Französisch) Vokal durch ein Auslassungszeichen, z. B. Apostroph oder Bindestrich, zu ersetzen.

2 Vgl. *Steinberg*, Encyclopedia of Jewish Medical Ethics, 1088–1106 (Art. Transplantation).

3 Die Torah im engeren Sinne sind die fünf Bücher Moses (Pentateuch). Da Torah jedoch *Lehre* bedeutet, umfasst die Bezeichnung je nach Kontext auch weitere Komponenten des Kanons normativer jüdischer Texte.

Israel (der mit dem G'ttlichen kämpfte) erhalten hat,[4] auch eine Menschenmenge genannt, die sich ihnen angeschlossen und zur Einhaltung der offenbarten Gesetze und Vorschriften verpflichtet hat:[5] zuallererst den Glauben an den Einen und Einzigen G'tt,[6] der das Volk der Kinder Israels aus der Sklaverei in Ägypten befreit hat[7], der die Welt erschaffen hat und sich auch weiter um sie kümmert. Daraus folgt das Verbot, andere Götter zu verehren.[8] Dieser G'tt darf nicht durch bildliche Darstellungen veranschaulicht werden, aber auch nicht mit Lebewesen, Gestirnen und anderer unbelebter Materie verknüpft werden.[9] Seine Interaktionen mit den Menschen und der Natur sind den Erfordernissen angepasst, aber die dabei eingesetzten Erscheinungen sind nicht G'tt.[10]

Aus diesem überaus abstrakten G'ttesverständnis ergibt sich, dass es im Judentum keine Theologie, also keine Lehre von G'tt, gibt. Die Sorge religiöser Jüdinnen und Juden gilt der Einhaltung der Vorschriften für ein Leben, das dem Verständnis des G'ttlichen Willens entspricht. Es zu ergründen ist seit 3500 Jahren die Aufgabe der religiösen Autoritäten[11], die Lehrer, Erklärer und Richter, aber keine Mittler zwischen G'tt und dem Menschen sind, der jeweils selbst vor dem Ewigen steht.

4 Vgl. Gen 32,29.

5 Vgl. Ex 12,38.

6 Vgl. Dtn 6,4, entspricht dem ersten Vers des Sch'ma Jisrael, des jüdischen Glaubensbekenntnisses.

7 Vgl. Ex 20,2 und Dtn 5,6.

8 Vgl. Ex 20,3 und Dtn 5,7, entspricht dem ersten Teil des zweiten der zehn Gebote nach jüdischer Zählung.

9 Vgl. Ex 20,4 und Dtn 5,8, entspricht dem zweiten Teil des zweiten Gebots des Dekalogs (10 Gebote).

10 Das ist eine der Interpretationen von Ex 3,14: „Ich werde sein, der Ich sein werde".

11 Obwohl in der Bibel mehrere Frauen durch ihre Taten das Schicksal des jüdischen Volks beeinflusst haben und auch im Talmud Berurija, die Frau von Rabbi Meir, wegen ihrer Gelehrsamkeit hervorgehoben wird, scheinen ab dem 3. Jahrhundert bis ins 20. Jahrhundert keine Frauen als religiöse Autoritäten in der rabbinischen Literatur auf – mit Ausnahme von Asnat Barzani (1590–1670) in Mossul. Ab 1935 gibt es in Gemeinden des Reformjudentums (aktuelle Selbstbezeichnung „progressives Judentum") Rabbinerinnen, nicht jedoch im traditionellen, der Halacha verpflichteten (auch als orthodox bezeichneten) Judentum. In Israel setzt derzeit auch in der Orthodoxie ein zaghafter Wandel ein, der jedoch für die Aussagen in diesem Artikel noch nicht relevant ist. Die hierin angesprochenen jüdischen Religionsgelehrten sind daher nur Männer und die männliche Form daher kein generisches Maskulinum.

In späteren Generationen, als die Juden ihre staatliche Eigenständigkeit im Gelobten (d. h. von G'tt versprochenen) Land verloren haben und nach Aufständen gegen die römische Besatzung zum großen Teil daraus vertrieben wurden, regelt ein Formalismus die Mitgliedschaft in einer jüdischen Gemeinde und die Aufnahme Hinzugekommener: Jüdin oder Jude ist (a) das Kind einer jüdischen Frau oder (b) jemand, der die Vorschriften für ein jüdisches Leben gelernt, sowie eine Zeit lang danach gelebt hat – um festzustellen, ob dies ihrer oder seiner Überzeugung entspricht – und letztlich eine Prüfung über die Regeln jüdischen Lebens vor einem Rabbinatsgericht abgelegt hat.

3. Halacha – die dynamische Entwicklung von Recht und Ethik

Das Wort Halacha (Weg) beschreibt das Fortschreiten von Recht und Ethik im Judentum, wobei Entwicklungen der Wissenschaft und Gesellschaft in die Überlegungen einfließen. Der Fortschritt ist evolutionär unter Einsatz von hermeneutischen Regeln. Bei der Festlegung neuer Vorschriften oder ethischer Erkenntnisse sind nur Ableitungen von bereits bestehenden Regelungen zugelassen, niemals dogmatische Festlegungen.

Den Ausgangspunkt bilden die beiden am Sinai offenbarten Lehren: die schriftliche Torah und die mündliche Torah. Beide wurden nach jüdischer Tradition dem Moses von G'tt übermittelt. Die schriftliche Lehre wurde in der Torah, dem Pentateuch[12], niedergeschrieben. Aus den Texten der anderen Bücher des Tanach, der Hebräischen Bibel[13], wurden ebenfalls Vorschriften abgeleitet, die auch Teil der schriftlichen Lehre sind. Nach jüdischer Vorstellung endet die Zeit der Propheten, die den Ruf G'ttes direkt erfahren haben, mit Maleachi (5. Jahrhundert vdgZ[14]). Danach wurde es Aufgabe der Schriftgelehrten, die G'ttlichen Vorschriften unter Einbeziehung der gesellschaftlichen und wissenschaftlichen Entwicklungen auszulegen. Die mündliche Lehre umfasst weitere Vorschriften und einen Kanon von Regeln, die das Verständnis der schriftlichen Lehre verbessern. Wie der Name schon sagt, war es ursprünglich verboten sie niederzuschreiben, um die Dynamik nicht einzuschränken. Das

---

12 Der Pentateuch umfasst die fünf Bücher Mose; in katholischer Nomenklatur Genesis (Gen), Exodus (Ex), Levitikus (Lev), Numeri (Num) und Deuteronomium (Dtn).

13 Entspricht im Christentum ungefähr dem Alten oder Ersten Testament.

14 Die Bezeichnung (vor) der gewöhnlichen Zeitrechnung, abgekürzt: (v)dgZ, wird im Judentum verwendet, um den Bezug zum zivilen Kalender herzustellen, ohne auf christliche Vorstellungen zurückgreifen zu müssen.

Wissen wurde in Lehrhäusern von Lehrern an Schüler mündlich weitergegeben; letztere lernten das Vorgetragene durch mehrmaliges Wiederholen.

Nach den Revolten gegen die römische Besatzung (66–70 dgZ und 132–136 dgZ) hat diese die Lehrhäuser als Quelle der Unruhen ausgemacht und das Lehren verboten. Dadurch wurde es notwendig, die mündliche Lehre zumindest zum Teil niederzuschreiben, um sie dem Vergessen zu entreißen. Der zeitlebens hoch geachtete Patriarch Jehuda haNassi sammelte und systematisierte mündliche Zeugnisse der Lehre und schuf damit die Mischna (Wiederholung), die bis ca. 200 dgZ abgeschlossen wurde.

Danach setzte eine intensive Auseinandersetzung der Gelehrten mit der Mischna ein. Auch diese Kommentare und Diskussionen wurden schriftlich bis in das 7. Jahrhundert in der sogenannten Gemara gesammelt. Mischna und Gemara bilden den Talmud. Entsprechend den Entstehungsorten Galiläa und Babylon gibt es einen Jerusalemer Talmud (auch als palästinensischer Talmud bezeichnet) und einen babylonischen Talmud.

Obwohl Gemara *Abschluss* bedeutet, begann danach eine bis heute nicht endende rabbinische Literatur in Form von Interpretationen, Einzelentscheidungen und Kompendien.

4. Jüdische Medizinethik

Bereits in der Torah findet man zahlreiche protomedizinische Vorschriften mit teilweise ethischem Hintergrund, wie die Reinheitsvorschriften für Körper und Speisen, das Verbot bestimmter geschlechtlicher, insbesondere inzestuöser Kontakte, Regeln für den weiblichen Zyklus und die Zeit rund um die Geburt sowie für den männlichen Ausfluss, Vorschriften für die Beseitigung von Fäkalien und zur Diagnose ansteckender Krankheiten sowie zur Vermeidung von deren Ausbreitung, z. B. durch Quarantäne. Manche Erkrankungen werden als Folge von ethischen Verfehlungen gedeutet. So wurde Mirjams Aussatz[15] der Tatsache geschuldet, dass sie schlecht über Moses gesprochen hatte. Ihr siebentägiger Ausschluss aus dem Lager der Israeliten sollte als G'ttliche Warnung dienen, Moses Autorität nicht zu untergraben. Das Volk schätzte seine Prophetin jedoch so sehr, dass es aus eigenem Antrieb mit dem Weiterzug wartete, bis sie ins Lager zurückgekommen war – eine erste Lektion in Ethik: Man lässt einen kranken Menschen nicht zurück.

15 Vgl. Num 12,10–15.

Im Talmud finden sich zahlreiche Abhandlungen zum Schutz von Leben und Gesundheit, auf die noch heute bei Entscheidungen medizinethischer Fragen zurückgegriffen wird, jedoch nur, wenn sie nicht durch neuere wissenschaftliche Erkenntnisse entkräftet wurden. Da es seit der Zerstörung des Tempels in Jerusalem im Jahr 70 dgZ und daraufhin erfolgten Auflösung des Sanhedrin[16], des obersten jüdischen Gerichtshofs, keine zentrale Autorität im Judentum gibt, werden konkrete medizinethische Entscheidungen von Rabbinern getroffen und in der rabbinischen Literatur veröffentlicht. Manche der religiösen Autoritäten, die für ein besonders tiefes thematisches Verständnis und gründliche Argumentationslinien anerkannt sind, können als Dezisor (Hebräisch *Posek*, Mehrzahl *Poskim*) allgemein bindende religionsgesetzliche Entscheidungen fällen; meist gehen diese über den zu behandelnden Einzelfall hinaus. Trotzdem finden sich zu vielen Entscheidungen auch gut argumentierte Gegenstellungnahmen. Die in diesem Artikel aufgenommenen Aussagen stellen nach bestem Wissen und Gewissen der Autorin und des Autors eine mehrheitsfähige Auswahl dar. Im Einzelfall ist es notwendig, die meist hebräische, seltener englische, Originalliteratur heranzuziehen.

Ein bis heute hochgeschätzter Rabbiner, Arzt und Naturwissenschaftler war der RaMBaM (Rabbi Mosche ben Maimon, Maimonides), der von 1135 (oder 1138) bis 1204 lebte. Er verfasste nicht nur religionsgesetzliche und philosophische Kompendien, auf die auch heute noch zurückgegriffen wird, sondern auch medizinische Schriften, in denen er einen ganzheitlichen Ansatz, der auch psychologische Aspekte einschließt, präsentiert und die daher auch heute noch aktuell sind. Da er in Ägypten in einer islamischen Umgebung ordinierte, machte er sich nicht nur Gedanken zur jüdischen Medizinethik, sondern auch über die religiösen Bedürfnisse seiner muslimischen Patientinnen und Patienten, wie z. B. beim Widerstreit von bestmöglicher Medikation und religiösen Vorschriften (Alkoholverbot u. a.). Der RaMBaM hat jegliche Form von Beschwörungen, okkulten Kuren und den Glauben an die Heilkraft von Amuletten abgelehnt.

Bis ins 20. Jahrhundert wurde die Medizinethik jüdischer Prägung als ein, wenn auch wichtiger, Aspekt jüdischer Gelehrsamkeit behandelt. Ausgehend von seiner Dissertation veröffentlichte Rabbiner Dr. Immanuel Jakobovits (1921–1999), von 1967 bis 1991 Oberrabbiner des britischen Commonwealth, 1959 sein Buch „Jewish Medical Ethics“[17] und hat damit die jüdische Medizinethik

---

16 Der Sanhedrin wurde aus dem zerstörten Jerusalem verlegt und verlor damit an Autorität. 425 wurde er definitiv aufgelöst.

17 *Jakobovits*, Jewish Medical Ethics.

als eigenständiges Wissenschaftsgebiet innerhalb der Halacha etabliert. Er war auch Vorreiter einer Bioethik auf religiöser Grundlage.

Seither hat sich dieses Forschungsgebiet unter konstanter Berücksichtigung der Erkenntnisse der Medizin- und Biowissenschaften rasant weiterentwickelt. Die Literatur in Form von Fachzeitschriften, Monografien, Sammelbänden, Lehrbüchern und mehrbändigen Nachschlagewerken wird immer umfangreicher; einschlägige Fachtagungen finden immer wieder statt.

5. Der unendliche Wert des menschlichen Lebens

Das jüdische Verständnis des biblischen Verses „Und wahret meine Satzungen und meine Vorschriften, die der Mensch ausführt und durch sie lebt" (Lev 18,5) ist, dass die G'ttlichen Gesetze dazu da sind, das Leben zu ermöglichen. Daher ist deren Befolgung Grundlage für das Leben, und alles menschliche Streben muss dem Erhalt des Lebens – implizit auch der Gesundheit – dienen. In diesem Sinne argumentiert auch Rabbi Jochanan ben Nappacha[18] wenn er sagt, dass bei einer Gefahr für das Leben alle Vorschriften übertreten werden dürfen, ja sogar müssen, wenn dies zum Schutz des Lebens notwendig sein sollte,[19] außer dreien: Götzendienst, verbotene sexuelle Beziehungen[20] und Blutvergießen[21]. Auch hat das geborene Leben[22] vor dem ungeborenen absoluten Vorrang, aber ein geborenes Leben darf man nicht für ein anderes verstoßen.[23]

Im medizinischen Umfeld heißt das, dass Ärztinnen, Ärzte, Pflegerinnen und Pfleger alles tun müssen, um ein Leben oder die Gesundheit zu retten, dabei aber auch sich oder eine dritte Person nicht willentlich gefährden dürfen. Es ist nicht gestattet, lebensverkürzende Handlungen zu tätigen; das gilt für fremdes, aber auch das eigene Leben.

Das Ablehnen von notwendigen Therapien ist nicht gestattet. Wenn eine Behandlung jedoch nur die Verlängerung von Leiden zur Folge hat, muss

18 bT Sanhedrin 74a – bT steht für Babylonischer Talmud.

19 Die Aussage im Talmud bezieht sich auf eine Bedrohung des Lebens durch menschliche Willkür, sie wird aber auf jede Ursache der Gefahr für das Leben angewandt.

20 Dazu gehören inzestuöse Beziehungen (siehe Lev 18,7–18), Ehebruch mit einer mit einem anderen Mann verheirateten Frau, sexuelle Handlungen mit Tieren.

21 Gemeint ist, einen Dritten zu töten, um sich zu retten; Notwehr gegen die Angreiferin oder den Angreifer ist erlaubt.

22 Dazu gehört ein Kind bei der Geburt, wenn sein Kopf oder bei einer Steißgeburt der größere Teil seines Körpers geboren ist.

23 Vgl. Mischna Ohalot 7,6.

auch das Sterben zugelassen werden; es darf aber nicht beschleunigt werden. Schmerzen, die nach jüdischem Verständnis ebenfalls lebensverkürzend sein können, sind mit genügend Medikamenten zu lindern, selbst wenn dies aus medizinischer Sicht zu einem früheren Ableben führen könnte.

6. Jüdische Patientinnen und Patienten im Spital

Der Spitalaufenthalt ist für die meisten Patientinnen und Patienten ein traumatisches Erlebnis. Daher ist es wichtig, dass so viel Normalität wie möglich beibehalten werden kann. Dazu gehört auch das Einhalten gewohnter religiöser Lebensweisen, soweit dies möglich ist. Es ist notwendig, dass auch das Krankenhauspersonal über das Thema Bescheid weiß, insbesondere darüber, wie mit ein wenig Aufmerksamkeit, die mit dem Spitalsbetrieb in keiner Weise in Konflikt gerät, viel erreicht werden kann.

Da auch im Spital gegessen werden muss, ist es besonders wichtig, dass koschere, d. h. den religiösen Vorschriften entsprechend zubereitete Mahlzeiten zur Verfügung gestellt werden. Wegen des hohen Aufwands (je eine eigene Küche für milchige und fleischige Speisen, in denen nur koschere Lebensmittel rabbinisch überwacht verarbeitet werden dürfen) kann dies für nicht jüdisch geführte Spitäler nur durch externe Lieferanten sinnvoll erfolgen.

Da die jüdische Religion vorschreibt, dass Verstorbene nur mehr gewaschen und so schnell wie möglich begraben werden dürfen,[24] ist eine Obduktion nur bei Vorliegen von gesetzlichen Zwängen, wie z. B. bei Verdacht auf ein Verbrechen, erlaubt. Es ist für eine jüdische Patientin oder für einen jüdischen Patienten daher wichtig, dass sie bzw. er weiß, dass im Falle des Ablebens im Spital der Körper nicht zu Studienzwecken seziert wird.

7. Die jüdische Patientenbetreuung

Die jüdische Patientenbetreuung ist keine Seelsorge, wie der christliche Beistand sich versteht. Da nach jüdischem Verständnis jeder Mensch direkt vor G‘tt steht, gibt es auch keine Priester, die als Mittler fungieren.[25] Aufgabe ist es,

---

24 Idealerweise innerhalb von 24 Stunden. Begräbnisse finden auch in der Nacht statt.

25 Solange der Tempel in Jerusalem stand, hatten die Kohanim, Nachkommen in männlicher Linie von Aaron, dem Bruder von Moses, die priesterliche Aufgabe, die Opferdienste zu leiten. Sie hatten jedoch nur für das Volk als Ganzes eine Mittlerfunktion zu G‘tt, nicht für den Einzelnen, der sich durch sein vom Priester formal korrekt vollzogenes Opfer (hebräisch: Korban, etymologisch: Annäherung) selbst G‘tt näherte.

die oben erwähnte Umgebung zu schaffen, in der sich jüdische Patientinnen und Patienten auch religiös bestmöglich aufgehoben fühlen.

Für die Autorin und den Autor war es in ihrer Tätigkeit in der jüdischen Patientenbetreuung daher vordringlich zu organisieren, dass in Wiener Spitälern der Patientin oder dem Patienten auf Wunsch koschere Verpflegung routinemäßig ebenso angeboten wird, wie andere Spezialdiäten. Das ist heute in Wien fast flächendeckend in öffentlichen, religiös geführten und privaten Krankenanstalten sowie, als Folge eines konkreten Bedarfsfalles, auch in einer halbprivaten Kuranstalt der Fall.

Die jüdische Patientenbetreuung ist auch erste Anlaufstelle, wenn Patientinnen, Patienten oder deren Familien eine rabbinische Auskunft oder Betreuung wünschen, jedoch bisher keinen Kontakt zu einem der Wiener Rabbiner hatten – und das sind nicht nur Ortsfremde oder Menschen mit nur vorübergehendem Aufenthalt.

Die jüdische Patientenbetreuung berät auch das Spitalspersonal, wenn Fragen zu jüdischen religiösen Erfordernissen aufkommen. Manchmal müssen auch jüdischen Patientinnen und Patienten und deren Familienangehörigen die oft unbekannten Regeln der religionskonformen Lebensführung in dieser Ausnahmesituation nähergebracht werden.

8. Patientenverfügung

Wegen des unendlichen Wertes menschlichen Lebens erlaubt die Halacha nicht, potenziell lebenserhaltende Maßnahmen abzulehnen. Wegen der rasanten Entwicklung der Medizin sollte eine der Halacha entsprechende Patientenverfügung womöglich keine Aussagen zu Behandlungen enthalten, da zum Zeitpunkt der Erstellung der Stand der Medizin beim Eintritt ihrer Wirksamkeit nicht vorhersehbar ist. Sie hat jedoch die Namen von mindestens zwei mit den Patientenwünschen vertrauten Personen sowie von Ärztinnen und Ärzten und Rabbinern zu enthalten, die gemeinsam im entscheidenden Moment die weitere Vorgangsweise festlegen. Das Erfordernis von je zwei Namen soll mit genügender Wahrscheinlichkeit sicherstellen, dass zumindest je eine Person zum Zeitpunkt der Entscheidungsfindung vor Ort ist.[26]

26 Vgl. *Weisz*, Jüdische Medizinethik.

9. Erlaubtes und Verbotenes

Formen medizinischer Behandlung, die nach jüdischem Verständnis erlaubt sind, werden durch die biblischen Verbote und den daraus abgeleiteten Vorschriften eingeschränkt. Die meisten Ge- und Verbote werden jedoch durch die Maxime *Pikuach Nefesch*, Rettung aus Lebensgefahr, außer Kraft gesetzt. Als nicht zulässig gilt in erster Linie das Schädigen oder gar Gefährden eines Menschenlebens, auch wenn dadurch ein anderes geschützt oder gerettet werden kann.[27] Ebenso verboten ist es, G'tt spielen zu wollen: Dazu zählen Versuche, neue Lebensformen zu erschaffen (z. B. Chimären) oder Tote durch Beschwörung zum Leben zu erwecken.

Jedoch gilt, wie der Brüsseler Oberrabbiner Albert Guigui im Jahr 2000 in der Stellungnahme 15 zu ethischen Aspekten der Stammzellenforschung feststellte: „Alles, wofür wir keinen Grund haben, es zu verbieten, ist erlaubt, ohne dass man eine Begründung für die Erlaubnis finden muss, denn die Torah erwähnt nicht jede erlaubte Sache, sondern nur Dinge, die verboten sind"[28]. Um zu wissen, ob eine medizinische Therapie zulässig ist, verlangt die jüdische Medizinethik daher nur, dass vorher abgeklärt wird, ob ein explizites biblisches oder ableitbares Verbot besteht. Die Suche nach expliziter Erlaubnis ist nicht notwendig, und eine dogmatische Festlegung ist nicht zulässig.

10. Die Transplantation menschlicher Organe und Gewebe

10.1. Vorbehalte

Solange die Transplantationsmedizin noch im experimentellen Stadium und die Dauer und Qualität des Überlebens gering war, wurde diese Form der Behandlung von jüdischen Autoritäten abgelehnt. Die Fortschritte der Transplantationsmedizin, die mit immer größerer Wahrscheinlichkeit sowohl zur Verlängerung des Überlebens der Empfänger als auch zur Verbesserung von deren Lebensqualität geführt haben, finden ihren Niederschlag in einem Umdenken der rabbinischen Autoritäten. Eine einheitliche Position hat sich jedoch noch nicht durchgesetzt, und eine zentrale Oberinstanz gibt es nicht.

---

27 Vgl. Mischna Ohalot 7,6: „[M]an darf nicht ein Leben für ein [gemeint ist: ein anderes, d. Verf.] Leben verstoßen".

28 *Guigui*, Ethics in medicine and Judaism. Diese von Rabbi Jehuda ben Bezalel Löw (Maharal von Prag) in Tifferet Israel zu Mischna Jadajim 4,3 formulierte Aussage wird vielfach zitiert, u. a. in *Steinberg*, Encyclopedia of Jewish Medical Ethics, Vol. 1, 513.

Bei Details in der Praxis bestehen Vorbehalte, auch von Rabbinern, die die Organtransplantation befürworten. Die meisten betreffen den Hirntod, aber auch den Umgang mit dem Körper einer oder eines Toten.

10.2. Die Feststellung des Todes

Über Jahrhunderte hinweg wurde eines von zwei voneinander unabhängigen Kriterien zur Feststellung des Todes herangezogen: die Abtrennung des Kopfs vom Körper[29] und der klinische Tod, diagnostizierbar durch Kreislaufstillstand, d. h. Puls und Herzschlag können nicht mehr festgestellt werden, Bewusstlosigkeit und Stillstand der Atmung sind eingetreten. Das nicht schnell behandelte Aussetzen des Blutkreislaufs führt schon nach Sekunden zu den beiden anderen Kriterien; daher wurde der klinische Tod über den Kreislaufstillstand, der messbar war, festgelegt. Mit dem aktuellen medizinischen Wissen und den Techniken sowie den heute zur Verfügung stehenden Apparaturen kann der Blutkreislauf wieder aktiviert werden, bevor der Sauerstoffmangel im Gehirn irreversible Schäden verursacht und so eine Wiederbelebung definitiv verhindert.

Zur Zeit des Talmuds wurde jedoch in erster Linie das Aussetzen der Atmung als Nachweis des Todes herangezogen;[30] dieses ist nach heutigem Wissen auf den Ausfall des Stammhirns zurückzuführen, also auf den Hirntod. Die aktuellen Kontroversen beziehen sich auf die Frage, ob das Aussetzen der Atmung allein schon genügt oder das zusätzliche Unterbleiben jeglicher Bewegung des Herzens gefordert wird. Selbst wenn der Hirntod akzeptiert wird, muss sichergestellt werden, dass alle Hirnzellen soweit abgestorben sind, dass eine Wiederbelebung ausgeschlossen ist.[31]

10.3. Postmortale Organspenden

Nach jüdischer Auffassung darf eine Organentnahme nur dann erfolgen, wenn dieser von den Spendern oder nächsten Verwandten, die mit den diesbezüglichen Vorstellungen der Spender vertraut sind, zuvor explizit zugestimmt wurde. Dies entspricht der Gesetzeslage in Deutschland, ist jedoch mit

---

29 Vgl. Mischna, Ohalot 1:6. Die dort angesprochene rituelle Unreinheit ist Folge des eingetretenen Todes.

30 Vgl. bT Joma 85a.

31 Vgl. *Breitowitz*, The Brain Death Controversy, in: www.jlaw.com/Articles/brain.html; *Weiner*, Death and Brain Death, in: www.myjewishlearning.com/article/defining-death-in-jewish-law.

der Widerspruchsregelung des Organtransplantationsgesetzes in Österreich inkompatibel.[32]

Da entsprechend der Halacha das menschliche Leben durch Eingriffe um keinen Augenblick verkürzt werden darf – es darf kein menschliches Leben auf Kosten eines anderen gerettet werden – ist bei der postmortalen Organspende strengstens darauf zu achten, dass die Organentnahme erst dann durchgeführt werden darf, wenn festgestellt wurde, dass der Tod der Spenderin oder des Spenders mit Sicherheit eingetreten ist. Damit der Wunsch nach der Bereitstellung eines benötigten Organs nicht die Genauigkeit bei der Diagnose des sicher eingetretenen Todes beeinträchtigt, verlangt die Halacha – wie auch das österreichische Transplantationsgesetz[33] – dass die Feststellung des Todes und die Transplantation nicht von derselben Ärztin oder demselben Arzt (oder Ärzteteam) durchgeführt werden.

Wegen der Regeln bezüglich der Behandlung von toten Körpern ist die Erlaubnis zur postmortalen Gewebe- und Organentnahme nur bei Vorhandensein einer oder eines sich in Lebensgefahr befindenden Empfängerin bzw. Empfängers gestattet. Organe dürfen nicht *auf Lager* gelegt werden; eine Ausnahme bilden Haut- und Corneabanken.[34] Ursprünglich galt sogar die Bedingung, dass die Empfängerin bzw. der Empfänger physisch am gleichen Ort wie die Spenderin oder der Spender sein muss. Durch die internationale Vernetzung der Transplantationseinrichtungen und, da gespendete Organe wegen des hohen Bedarfs im Allgemeinen gleich nach der Anlieferung implantiert werden, werden heute alle Empfängerinnen und Empfänger auf Erden als vor Ort befindlich angesehen.

10.4. Lebendspenden

Die Zulässigkeit von Organspenden lebender Menschen ist nur gegeben, wenn folgende Bedingungen erfüllt sind:[35]

- die operative Entnahme des Organs stellt keine Gefahr für die Spenderin oder den Spender dar,

---

32 Siehe das österreichische Organtransplantationsgesetz 3. Abschnitt § 5 (1). Bundesgesetz über die Transplantation von menschlichen Organen.

33 Bundesgesetz über die Transplantation von menschlichen Organen 3. Abschnitt § 5 (2).

34 Die Entnahme der Hornhaut (Cornea) ist deshalb erlaubt, weil die Blindheit wegen der durch sie bedingten Unfallgefahr als lebensbedrohend angesehen wird.

35 Vgl. *Steinberg*, Encyclopedia of Jewish Medical Ethics, 1095.

- die Spenderin oder der Spender kann nach der Organentfernung wie zuvor weiterleben,
- die Spenderin oder der Spender benötigt keine länger dauernde oder chronische medizinische Betreuung,
- die Erfolgsquote sollte für die Empfängerin bzw. den Empfänger hoch sein.

Auf jeden Fall ist eine Einverständniserklärung nach vollständiger Aufklärung über den Vorgang erforderlich.

Bei der Lebendspende einer Niere besteht die Gefahr, dass später das zum Zeitpunkt der Entnahme der Spende noch gesunde verbleibende Organ erkrankt und damit das Leben gefährdet. Daraus ergibt sich die Frage nach ihrer Zulässigkeit: In Anlehnung an eine Entscheidung des Radbaz wird eine solche Organspende nicht nur erlaubt, sondern auch hochgepriesen, aber niemand ist dazu verpflichtet.[36] Nicht als Spenderin oder Spender infrage kommen nicht vertragsfähige Menschen, z. B. Minderjährige oder geistig Beeinträchtige – auch nicht bei Zustimmung durch einen berechtigten Vormund oder Erwachsenenvertreterinnen und -vertreter (ehemals Sachwalter). Der halachische Grund für diese Regelung ist, dass es für nicht vertragsfähige Menschen keine Verpflichtung zur Rettung von Leben gibt, sie also durch die potenzielle Selbstgefährdung kein für sie gültiges Gebot erfüllen würden. Falls die Transplantation jedoch für die Spenderin oder den Spender selbst unmittelbar von Vorteil ist, z. B. zur Rettung einer oder eines betreuenden Verwandten, es jeweils einen einzig zu ihrem bzw. seinem Vorteil geschieht und es keine Alternative gibt, um sie bzw. ihm dieses Vorteils teilhaftig werden zu lassen, ist von dem Erfordernis der Vertragsfähigkeit abzusehen.

Da bei Spenden von Lungen- oder Leberteilen genügend Gewebe verbleibt, sodass die Spenderin oder der Spender ihr bzw. sein Leben ohne zukünftiges Risiko weiterführen kann, wird aus religiöser Sicht keine Selbstgefährdung gesehen; das Restrisiko der Entnahmeoperation an sich wird dabei ausgeblendet. Blut- und Rückenmarkentnahmen sind mit so wenig Risiko verbunden, dass Verwandte eigentlich verpflichtet wären zu spenden. Selbst verständige Unmündige können sich dafür entscheiden und für Nichtentscheidungsfähige dürfen die Eltern entscheiden. Blut und Rückenmark dürfen auch in entsprechenden Banken aufbewahrt werden.

---

36 Rabbi David ben Solomon ibn Zimra (Radbaz, 1479–1573) entschied, dass die Opferung eines Gliedes, um das Leben eines Mitmenschen zu retten, gestattet, aber nicht verpflichtend ist.

Es gibt kein halachisches Verbot, für Organspenden eine finanzielle Entschädigung entgegenzunehmen. Aus ethischen Gründen, insbesondere um arme Menschen nicht dazu zu verleiten, ihr Leben zu gefährden, und um den organisierten Organhandel zu unterbinden, lehnen es die meisten Autoritäten jedoch ab. Für postmortale Organspenden ist jegliche Bezahlung verboten, da aus dem Körper einer oder eines Toten kein Profit gezogen werden darf.

11. Künstliche Organe

Die Zulässigkeit von Organen oder Körperteilen, die von Menschen oder Maschinen hergestellt werden, hängt nur davon ab, ob bei ihrem Einsatz der Nutzen für die Patientin oder den Patienten höher ist als die Risiken.[37] Gegen die Implantation von Herzschrittmachern, künstlichen Herzklappen und Gelenken, von Knochenersatzmaterial und Implantaten für Osteosynthese, sowie gegen den Einsatz von Dialyse gibt es keine halachischen Bedenken. Der Ersatz eines menschlichen Herzens durch ein künstliches ist derzeit hingegen nicht zulässig, da hierbei noch zu große Komplikationen eintreten und die Überlebensrate zu gering ist.

Diskussionen gibt es, ob künstliche Organe oder Körperteile Verstorbenen entnommen werden dürfen, um sie weiter zu implantieren. Hierzu gibt es mehrere Positionen von rabbinischen Autoritäten. Eine besagt, dass es absolut verboten sei, den Körper einer oder eines Verstorbenen zu öffnen, um sie zu entfernen. Eine weitere besagt, dass eine postmortale Entnahme dann gestattet sei, wenn der oder die Verstorbene dem zu Lebzeiten zugestimmt hat und eine Kranke oder ein Kranker vorhanden ist, die bzw. der die Teile benötigt. Andere Rabbiner wiederum unterscheiden, ob es sich um Implantate handelt, die auch Lebenden nach einiger Zeit wieder entnommen werden, um sie vollständig oder teilweise zu ersetzen (z. B. Herzschrittmacher), und daher bei akutem Bedarf entfernt werden dürfen, oder um solche, die auf immer im Körper verbleiben (z. B. Metallteile von Osteosynthesen) und daher mitbegraben werden.

12. Xenotransplantation

Xenotransplantate, also Organe oder Gewebe von Tieren, die in Menschen kranke Organe oder Körperteile ersetzen oder unterstützen sollen, sind die Hoffnung der Transplantationsmedizin, die zu oft am Mangel an einsetzbaren menschlichen Organen scheitert. Die Geschichte der Xenotransplantation

---

37 Vgl. *Steinberg*, Encyclopedia of Jewish Medical Ethics, 1094 f.

beginnt mit der ersten dokumentierten erfolgreichen Bluttransfusion durch Jean-Baptiste Denis am 15. Juni 1667, bei der einem 15-jährigen Jungen Lammblut übertragen wurde.[38] Ab dem 19. Jahrhundert wurde noch vor den ersten Transplantationen menschlicher Gewebe oder Organe versucht, Spendertiere einzusetzen. Wurden zuerst verschiedene Tierarten herangezogen, so engte sich mit steigendem Verständnis der physiologischen Zusammenhänge die Auswahl auf Affen als genetisch nächste Verwandte im Tierreich und auf Schweine als physiologisch nahe genug ein. Wegen der hohen Fruchtbarkeit, des schnellen Wachstums und der lange bestehenden Erfahrung mit ihrer Zucht stehen letztere im Zentrum der Forschung.

Von der Halacha her müssen einige Voraussetzung für die Erlaubnis zur Xenotransplantation erfüllt sein. Die Risiken müssen beherrschbar und die Wahrscheinlichkeit, dass die Therapie den Gesundheitszustand der Betroffenen verbessert, muss hoch sein. Die Einschränkung, dass das Leben des Spenders – eines Tieres – nicht zur Rettung eines Menschen geopfert werden darf, gilt nicht, da in Bezug auf Heilung der Ewige kein Geschöpf ohne Zweck geschaffen hat.[39] Sogar Tierexperimente für medizinische Zwecke sind gestattet, wenn dies unumgänglich ist. Dem Lebewesen Tier darf jedoch kein unnötiger Schmerz zugefügt und Stress auferlegt werden. Auch die Unterbringung muss tiergerecht sein.

Die halachische Diskussion über die Zulässigkeit von Produkten, die von Schweinen stammen, zur medizinischen Behandlung von Kranken,[40] die nicht anders geheilt werden können, hat eine Jahrhunderte alte Tradition; die Ergebnisse gelten auch für alle anderen nicht-koscheren Tiere. Kurz gefasst gibt es keine Vorbehalte gegen die Nutzung von Teilen nicht-koscherer[41] Tiere, da sich die Kaschrut-Vorschriften, die Speisegesetze der jüdischen Religion, nur auf orale Ernährung – nicht einmal auf eine Ernährung über Sonden – beziehen. Selbst Medikamente mit nicht-koscheren Bestandteilen, die, ohne im Mund zu verweilen, heruntergeschluckt werden oder die bitter sind und daher schnellstmöglich geschluckt werden, unterliegen keinem Verbot. Gleiches gilt für Medikamente, für die es keine Alternative gibt. Das Berühren der Kadaver von nicht-koscheren Tieren ist verboten. Dadurch ergibt sich die Frage, ob Organe oder Gewebe von Tieren, die letztendlich im Zuge einer Xenotransplantation

38 Vgl. *Cooper*, A Brief History.

39 Vgl. bT Schabbat 77b.

40 Vgl. *Rosner*, Pig Organs, 149–160.

41 Für die Definition von koscheren und nicht-koscheren Tieren siehe Lev 11,1 –31.

getötet werden, als Kadaverteile angesehen werden. Dies wird verneint, da ja keine abgestorbenen Gewebe und Organe transplantiert werden. Sogar das Verbot, Schweine zu züchten,[42] ist für medizinische Zwecke aufgehoben. Eine große Mehrzahl von rabbinischen Autoritäten erlaubt nicht nur die Verabreichung von aus Schweinen gewonnenen Medikamenten, wie Insulin, und die Verpflanzung von Herzklappen von Schweinen, sondern sie beurteilt sie wegen des lebenserhaltenden Potentials sogar positiv.

Um die Abstoßung des implantierten Gewebes auszubremsen und um zu verhindern, dass schweinetypische Mikroorganismen, insbesondere porcine endogene Retroviren (PERVs), in den Empfängerkörper gelangen, werden in das Genom der Spendertiere gezielt menschliche Gene eingeschleust. Dies wirft mehrere Fragen der Akzeptanz auf: (1) Artenkreuzung (hebräisch *Kilajim*), (2) Verbesserung von G'ttes Schöpfung und (3) Schaffung von Chimären.

Die Artenkreuzung ist sowohl für Tiere als auch für Pflanzen verboten.[43] Während die Regeln für Pflanzen vielfältig sind, gilt nur die geschlechtliche Fortpflanzung von Tieren unterschiedlicher Art als verboten.[44] Daher ist die Einführung von artfremden Genen in die DNA kein Fall von Kilajim.

Zwar wird auch die Meinung vertreten, dass die von G'tt erschaffenen Arten nicht durch menschliche Eingriffe verändert werden dürfen. Die vorherrschende Vorstellung, dass G'tt eine unvollkommene Welt geschaffen hat, damit der Mensch sie perfektioniere, wurde von Rabbi Jonathan Eybeschütz (1690–1764) und Rabbi Yosef Dov Soloveitchik (1820–1892) aus dem Gebot der männlichen Beschneidung hergeleitet.[45] Vorsichtige Genmanipulation, die immer nur einen gesamtheitlichen Verbesserungsansatz verfolgt, widerspricht also nicht der Halacha.

Auch die Befürchtung, dass durch Xenotransplantation eine Chimäre, ein Mischwesen, das verboten wäre, entsteht, ist nicht aufrechtzuerhalten, da wie bei einer Allotransplantation das implantierte Organ als Teil der Empfängerin bzw. des Empfängers angesehen wird.

13. Jüdischer Ausblick auf die Xenotransplantation

Der Mangel an menschlichen Organspenden führt heute nicht nur dazu, dass Patientinnen und Patienten sterben, die durch eine rechtzeitige Transplantation

42 Vgl. Mischna Baba Kamma 7,7.
43 Vgl. Lev 19,19 und Dtn 22,9 -11.
44 Vgl. bt Baba Metzia 91b.
45 Vgl. Gen 17,11.

noch hätten weiterleben können, er bringt auch einen menschenverachtenden, meist illegalen Organhandel hervor. Wenn sich jüdische Patientinnen und Patienten und/oder Ärztinnen und Ärzte an die Vorschriften der Halacha halten, kann dies trotz der Maxime von *Pikuach Nefesch* zu Erschwernissen bei der Bereitstellung von Organen führen, die den Spielraum, den die weltlichen Gesetze demokratischer Staaten erlauben, noch weiter einschränken. Aus jüdischer Sicht wären daher schnelle Fortschritte bei der Xenotransplantation äußerst wünschenswert, da damit sowohl das Angebot an Organen deutlich erhöht werden könnte als auch die religiösen Beschränkungen auf der Spenderseite wegfallen würden.

Ob die Verpflanzung ganzer Tierorgane auf Vorbehalte aus psychischen Gründen führen wird, lässt sich derzeit nicht vorhersagen. Diese Fragestellung ist in der halachischen Diskussion, die sich im Allgemeinen auf konkreten Anlässen basierend entspinnt, noch nicht aufgetreten.

Literaturverzeichnis

Breitowitz, Yitzchok A., The Brain Death Controversy in Jewish Law, in: www.jlaw.com/Articles/brain.html [abgerufen am 15.12.2019].

Bundesgesetz über die Transplantation von menschlichen Organen (Organtransplantationsgesetz – OTPG), BGBl. I Nr. 108/2012, in: www.ris.bka.gv.at/GeltendeFassung.wxe?Abfrage=Bundesnormen&Gesetzesnummer=20008119 [abgerufen am 15.12.2019].

Cooper, David K. C., A Brief History of Cross-Species Organ Transplantation, in: Baylor University Medical Center Proceedings 25/1 (Jan. 2012), 49–57 [doi: 10.1080/08998280.2012.11928783].

Der Babylonische Talmud, ins Deutsche übersetzt von Lazarus Goldschmidt, Berlin 1930–1936, Nachdruck: Berlin 2002.

Die Mischna, ins Deutsche übertragen, mit einer Einleitung und Anmerkungen von Dietrich Correns, Wiesbaden 2005.

Guigui, Albert, Ethics in medicine and Judaism, in: European Group on Ethics in Science and New Technologies (European Commission), Opinion N°15, Adoption of an opinion on ethical aspects of human stem cell research and use, Paris 2000; revised edition 2002, 167–170; op.europa.eu/en/publication-detail/-/publication/45da0341-687d-4486-8a99-6b625de26d30, 2006 [abgerufen am 15.12.2019].

Jakobovits, Immanuel, Jewish Medical Ethics, New York 1975.

Rosner, Fred, Pig Organs for Transplantation into Humans. A Jewish View, in: Rosner, Fred (Hg.), Medicine and Jewish Law, Vol. 3, Brooklyn/NY 2005, 149 –160.

Steinberg, Avraham (Hg.), Encyclopedia of Jewish Medical Ethics, Vol. 1-3, Jerusalem 2003.

Weiner, Jason, Death vs. Brain Death in Judaism, in: www.myjewishlearning.com/article/defining-death-in-jewish-law [abgerufen am 15.12.2019].

Weisz, Willy, Jüdische Medizinethik am Lebensende. Das Leben verteidigen und das Sterben zulassen, in: May, Arnd T./Kreß, Hartmut/Verrel, Torsten u. a. (Hg.), Patientenverfügungen, Berlin/Heidelberg 2016, 37–42.

Heidemarie Hürten und Bernhard Barnikol-Oettler

Ekel und Scham in der seelsorglichen Begleitung am Beispiel der Xenotransplantation

1. Explikation

Das Wahrnehmen von Gefühlen und der Umgang mit diesen ist eine Kernkompetenz von Seelsorge. Seelsorgliche Begleitung lebt davon, auch unangenehme und schwierige Gefühle wahr- und ernst zu nehmen. Anders als es die Rede von sogenannten „negativen Gefühlen" suggeriert, geht die Seelsorge von der hohen Relevanz aller Gefühle für die psychische Gesundheit aus.

Unsere These ist, dass speziell im Fall einer Transplantation mit einem Schweineherzen Scham und Ekel eine größere Rolle spielen könnten als bei der Transplantation eines menschlichen Herzens. Die folgenden Überlegungen sind spekulativ. Aber in einer analytisch geprägten Seelsorge sind wir es gewohnt, mit Phantasien und Assoziationen einen möglichen Zugang zur Psychodynamik von Patientinnen und Patienten zu gewinnen. Unsere Überlegungen haben das Ziel, Sensibilität zu wecken und zu fördern für einen Bereich, der mit diesen schwierigen Gefühlen von Ekel und Scham zu tun haben könnte. Wichtig ist hier der Konjunktiv. Denn auch bei der Transplantation menschlicher Organe sind zum Beispiel Themen wie Schuldgefühle, Dankbarkeit oder die Frage nach der eigenen bzw. neuen Identität bei Weitem nicht bei allen Organempfängerinnen und -empfängern zu finden.

2. Psychologische Annäherungen an Ekel und Scham

Ekel definiert sich als Gefühl der Abneigung, der Abscheu, des Angewidertseins oder Abgestoßenseins, der kompromisslosen Ablehnung. Ekel kann sich auf Gegenstände wie Nahrung oder Exkremente, Personen oder Verhaltensweisen beziehen.[1] Ein gesundes Ekelgefühl bewirkt, „dass unerwünschte Dinge nicht in das ‚Gefäß' des Körpers oder der Seele hineingelangen oder aus ihm heraus befördert werden."[2] Da Kinder erst ab etwa drei Jahren mit typischen

1 Vgl. *Ulrich/Mayring*, Psychologie der Emotionen, 147 ff.

2 *Eberhard-Kaechle*, Die Bedeutung des Containerschemas, 141.

Anzeichen von Ekel reagieren, scheint „eine sozialisierende Komponente beim Erleben des Ekelaffektes von großer Bedeutung zu sein“[3]. Ist die Substanz bereits über die Sinnesorgane von Geruch und Geschmack in den Körper gelangt, hilft nur noch „ausscheiden, würgen, spucken, kotzen. Das Objekt ist toxisch und befindet sich im Subjekt.“[4]

Interessant für unseren Zusammenhang ist das Phänomen der gefühlten Kontaminierung: „Kontaminierung bedeutet, ein Objekt hat das Potential, ein anderes zu verunreinigen oder zu verderben. Wenn beispielsweise eine Made in einem Glas Saft ist, dann werden die wenigsten Menschen den Saft noch trinken wollen, auch wenn die Made entfernt wurde.“[5]

Ekel tritt nicht nur bei Gegenständen auf, sondern auch, „wenn ästhetische, biologische und moralische Normvorstellungen verletzt werden.[6]. An diesem Punkt beeinflussen sich nun die Gefühle von Ekel und Scham gegenseitig. So definiert Jens Tiedemann das Selbstverständnis schamvulnerabler Patientinnen und Patienten als „mit einem grundlegenden ‚Defekt‘ behaftet, das heißt beschädigt, kaputt, nicht heil, insuffizient, defizient usw. zu sein.“[7] Und weiter: „Der Umstand, über ‚eklige‘, als schmutzig empfundene Körperinhalte zu verfügen, produziert Scham“[8]. Nach Tiedemann meint Scham, dass im Blick der oder des Anderen das eigene Selbst als nicht akzeptabel erscheint.[9]

3. Die christliche Tradition

Uns erscheint die christliche Tradition als ambivalent. Zwar hat Jesus religiös die Trennung von rein und unrein als Speisevorschrift aufgehoben (Mk 7,1–23), aber in Mk 5,11–13 par. wird davon erzählt, dass der von Jesus aus einem Besessenen ausgetriebene Dämon in eine große Schweineherde fährt. Hier sind die Schweine negativ konnotiert. Ferner ist auch das Gleichnis vom verlorenen Sohn von der Thematik bestimmt. „Die aus jüdischer Sicht tiefe Erniedrigung und völlige Verkommenheit des Sohnes in Lk 15,15 f. zeigt sich daran, dass er gezwungen ist, in der Fremde, also außerhalb Palästinas, die unreinen Schweine zu hüten, und sich Essen von deren Mastfutter stehlen muss, um seinen Hunger

3 *Trautmann-Voigt*, Ekel – Sexualität – Verachtung, 158.
4 *Krause*, Ekel und Körper, 19.
5 *Joraschky/Croy*, Fremd-Körper, 51.
6 *Eberhard-Kaechle*, Die Bedeutung des Containerschemas, 142.
7 *Tiedemann*, Scham, 131.
8 *Tiedemann.*, Scham, 75.
9 Vgl. *Tiedemann*, Scham, 9.

zu stillen. Durch den täglichen Umgang mit den unreinen Tieren war er am untersten Ende der Sozialleiter angelangt."[10]

4. Kulturelle und kontextuelle Überlegungen

Erhalten hat sich im Sprachgebrauch und damit im kulturellen Wortschatz bis heute: „Das ist eine Schweinerei!", „Du Sau!", „Sauklaue", „Schweinefraß" und „dummes Schwein". Einige Beleidigungen und Schmähungen nehmen auf die Zuschreibung von Beschmutzung und dabei insbesondere auf das Schwein Bezug. Aber es gibt auch Redewendungen, die positiv konnotiert sind: „Glücksschwein", „Schwein gehabt", „saugut", „saustark" oder „sauwohl".

Die Ambivalenz im Sprachgebrauch findet eine Entsprechung in der Einstellung, die eine Patientin oder ein Patient zum Schwein haben könnte. Der eine ist ein großer Tierliebhaber. Er hat Schwierigkeiten damit, dass Schweine genverändert werden müssen, damit in ihnen ein Herz heranwächst, das für die Implantation in einen Menschen geeignet ist. Ferner stirbt mit der Entnahme des Herzens das Tier und hat seine Aufgabe erfüllt. Eine andere hat sich schon immer schwer getan mit dem Gestank, den Schweine an sich haben, und damit, wie sie sich im Dreck suhlen können. Wieder ein anderer ist auf einem Bauernhof groß geworden und hat zwar keine besondere Beziehung zu Schweinen. Aber in seinem Umgang mit Tieren, wo das Schlachten selbstverständlich ist, hat er auch kein Problem, von einem Schwein ein Herz zu bekommen.

5. Der Kontext einer Transplantation

Der Kontext gliedert sich auf in das Vorfeld der Transplantation und in einen postoperativen öffentlichen Umgang mit dieser. Im Vorfeld kommt es aus Sicht der Patientinnen und Patienten sowie der Angehörigen zur ersten Auseinandersetzung mit dem Thema der Xenotransplantation. Daran schließt sich postoperativ der öffentliche Umgang damit an. Die Gefühle von Ekel und Scham können auch erst in diesem Kontext entstehen.

Im Vorfeld ist es sicher hilfreich, möglichst viele der möglichen, vielleicht auch schwierigen und tabuisierten Empfindungen ins Gespräch, in einen Austausch, in die Aufklärung zu bringen.[11] Vor allem der Umgang mit Scham ist dabei besonders schwierig und benötigt sehr viel an Feingefühl und Takt. Denn Scham wird noch intensiver, wenn die Aufmerksamkeit auf diesen Affekt

---

10 *Riede*, Art. Schwein; vgl. *Wetz*, Art. Reinheit/Unreinheit/Reinigung.

11 Vgl. *Bruns/Hedtke/Bergmann u. a.*, Über ein Interventionstraining, 276.

gerichtet wird.[12] Im Vorfeld muss damit gerechnet werden, dass der Wunsch nach Über- und Weiterleben alle mit Skrupel behafteten Fragen und Gefühle in den Hintergrund drängt. Diese Erfahrung machen wir bereits jetzt in der Begleitung von Patientinnen und Patienten, die auf ein Organ von einem an Hirntod verstorbenen Menschen warten.

Spekulativ könnte bei der Implantation eines Schweineherzens bei den postoperativen Szenarien von zwei Extremen ausgegangen werden. Einerseits könnten Patientinnen oder Patienten die mediale und damit öffentliche Aufmerksamkeit suchen. Andererseits, aus Schamgefühl und Angst vor möglichen öffentlichen Reaktionen, könnten sie versuchen, die Herkunft des Implantats zu verheimlichen.

Postoperativ kann es zu einer inneren Auseinandersetzung mit dem neuen, zunächst fremden Organ kommen, wie wir es jetzt schon bei einigen der Patientinnen und Patienten wahrnehmen. Hilfreich ist dabei die Metapher des „Anfreundens". Mit diesem Prozess des Anfreundens sind die Fragen verbunden: Kann ich mich auf das neue Organ verlassen? Funktioniert es? Ist es mir wohlgesonnen? Wird es mir selbstverständlich oder muss ich ständig daran denken? Wie fühlt es sich an?

Irritationen können sich auch erst postoperativ einstellen. So berichten manche der Transplantierten von neuen, ungewohnten Vorlieben und Verhaltensweisen und führen dies auf das Organ eines Fremden zurück. Deshalb kann unseres Erachtens auch nicht ausgeschlossen werden, dass sich Ekel- und Schamgefühle erst nach einer Implantation einstellen.

Ziel seelsorglicher Begleitung muss immer sein, die Patientinnen und Patienten in ihrer Selbstakzeptanz zu unterstützen. In unserem Fall heißt dies, der oder dem Transplantierten dabei zu helfen, „sich mit seinen ureigensten Gedanken, Impulsen und Gefühlen anzufreunden, um sich damit wohler in seiner Haut zu fühlen"[13]. Darin kommen seelsorglich die Begleitung bei Xenotransplantation und bei bisherigen Transplantationspatientinnen und Transplantationspatienten überein.

Literaturverzeichnis

Bruns, Wiebke/Hedtke, Ute/Bergmann, Dagmar u. a., Über ein Interventionstraining für werdende Eltern und den Umgang mit Ekelgefühlen bei

12 Vgl. *Tiedemann*, Scham, 101.
13 *Tiedemann*, Scham, 120.

Kursteilnehmern, in: Vogt, Ralf (Hg.), Ekel als Folge traumatischer Erfahrungen, Gießen 2010, 269–289.

Eberhard-Kaechle, Marianne, Die Bedeutung des Containerschemas in der Körperpsychotherapie bei traumabedingten Ekelempfindungen, in: Vogt, Ralf (Hg.), Ekel als Folge traumatischer Erfahrungen, Gießen 2010, 141–155.

Gieler, Uwe/Grolle, Milena/Schut, Christina u. a., Ekel – Psychosomatische Aspekte, in: Vogt, Ralf (Hg.), Ekel als Folge traumatischer Erfahrungen, Gießen 2010, 29–47.

Joraschky, Peter/Croy, Ilona, Fremd-Körper. Berührungsangst und Ekel, in: Vogt, Ralf (Hg.), Ekel als Folge traumatischer Erfahrungen, Gießen 2010, 49–59.

Krause, Rainer, Ekel und Körper in der analytischen Psychotherapie, in: Vogt, Ralf (Hg.), Ekel als Folge traumatischer Erfahrungen, Gießen 2010, 15–27.

Riede, Peter, Art. Schwein, in: Das wissenschaftliche Bibellexikon im Internet (www.WiBiLex.de), 2010 [abgerufen am 04.09.2019].

Tiedemann, Jens L., Scham, Gießen 2013.

Trautmann-Voigt, Sabine, Ekel – Sexualität – Verachtung. Verdecktes und Archaisches im Körpererleben, in: Vogt, Ralf (Hg.), Ekel als Folge traumatischer Erfahrungen, Gießen 2010, 157–185.

Ulrich, Dieter/Mayring, Philipp, Psychologie der Emotionen, Stuttgart/Berlin/Köln 1992.

Wetz, Christian, Art. Reinheit/Unreinheit/Reinigung (NT), in: Das wissenschaftliche Bibellexikon im Internet (www.WiBiLex.de), 2011 [abgerufen am 04.09.2019].

Wirth, Hans-Jürgen, Ekel. Psychodynamik, Beziehungsdynamik und kulturelle Bedeutung einer vitalen Empfindung, in: Vogt, Ralf (Hg.), Ekel als Folge traumatischer Erfahrungen, Gießen 2010, 79–94.

Verzeichnis der Autorinnen und Autoren

Barnikol-Oettler, Bernhard, Dr., Leiter und Vorstand des Evangelischen Beratungszentrum München e.V. (ebz), Pastoralpsychologische Supervision, Beratung und Fortbildung, Gemeindepfarrer und Seelsorger am Klinikum der Universität München, Standort Großhadern.

Bechari, Rabia, Klinik-, Notfallseelsorgerin und Sterbebegleiterin, Mitgründerin und Vorstandsvorsitzende des Vereins Salam e.V. und des Instituts Für Kultur- & Religionssensible Bildung & Beratung Inkurs, Frankfurt a.M.

Bogner, Veronika, Dr., Pastoralreferentin, Leitung der Krankenpastoral in München Nord/Ost.

Buchholz, Angela, PD Dr., Forschungsgruppenleiterin am Institut und Poliklinik für Medizinische Psychologie am Zentrum für psychosoziale Medizin des Universitätsklinikums Hamburg-Eppendorf.

Douirani, Ahmed, Krankenhausseelsorger, Inhaber und Geschäftsführer und des Instituts Für Kultur- & Religionssensible Bildung & Beratung Inkurs, Frankfurt a.M.

Ebner, Katharina, Dr., Leiterin der Nachwuchsgruppe Herrschaft, Katholisch-Theologische Fakultät, JMU Würzburg.

Fuchs, Ottmar, Prof. em. Dr. Dr., Lehrstuhl für praktische Theologie, Universität Tübingen.

Hürten, Heidemarie, Pastoralreferentin, hauptamtliche Klinikseelsorgerin am Klinikum der Universität München, Standort Großhadern.

Kröncke, Sylvia, Dr., Wissenschaftliche Mitarbeiterin am Institut und Poliklinik für Medizinische Psychologie am Zentrum für psychosoziale Medizin des Universitätsklinikums Hamburg-Eppendorf.

Neumann, Heike, Dr., Psychologische Psychotherapeutin und Supervisorin in eigener Praxis, Hamburg, Behandlungsschwerpunkte: somatische und organtransplantierte Patienten.

Ostheimer, **Jochen**, Prof. Dr., Christliche Sozialethik, Universität Augsburg.

Sautermeister, Jochen, Prof. Dr. Dr., Moraltheologisches Seminar, Universität Bonn.

Weisz, Eva, ehrenamtliche Klinikseelsorgerin am Universitätsklinikum AKH Wien.

Weisz, Willy, Dr., ehrenamtlicher Klinikseelsorger am Universitätsklinikum AKH Wien, Vizepräsident des Koordinierungsausschusses für christlich-jüdische Zusammenarbeit Wien, bis zur Pensionierung Studium und Arbeit im Informatikbereich der Universität Wien.

FORUM INTERDISZIPLINÄRE ETHIK

Herausgegeben von Gerfried W. Hunold

Band 1 Jean-Pierre Wils: Verletzte Natur. Ethische Prolegomena. 1991.

Band 2 Dorothee Beckmann/Karin Istel/Michael Leipoldt/Hansjörg Reichert (Hrsg.): Humangenetik-Segen für die Menschheit oder unkalkulierbares Risiko? 1991.

Band 3 Peter Kaufmann: Gemüt und Gefühl als Komplement der Vernunft. Eine Auseinandersetzung mit der Tradition und der phänomenologischen Ethik, besonders Max Schelers. 1992.

Band 4 Gerhard Droesser: Freiheitspraxis im Prozeß. Zur geschichtsanthropologischen Grundlegung einer Theologie des Ethischen. 1992.

Band 5 Andrea Redeker: Abweichendes Verhalten und moralischer Fortschritt. Zur Steuerungsfunktion der Normkritik in der theologisch-ethischen Reflexion. 1993.

Band 6 Elke Hümmeler: Erfahrung in der genetischen Beratung. Eine theologisch-ethische Diskussion. 1993.

Band 7 Walter Schaupp: Der ethische Gehalt der Helsinki Deklaration. Eine historisch-systematische Untersuchung der Richtlinien des Weltärztebunds über biomedizinische Forschung am Menschen. 1994.

Band 8 Alfons V. Maurer: Homo Agens. Handlungstheoretische Untersuchungen zum theologisch-ethischen Verständnis des Sittlichen. 1994.

Band 9 Berthold Saup: Zur Freiheit berufen. Zur Dimension des Ethischen im Marchtaler Plan. 1994.

Band 10 Dorothee Beckmann: Hippokratisches Ethos und ärztliche Verantwortung. Zur Genese eines anthropologischen Selbstverständnisses griechischer Heilkunst im Spannungsfeld zwischen ärztlichem Können und moralischer Wahrnehmung. 1995.

Band 11 Gerfried W. Hunold / Dorothee Beckmann (Hrsg.): Grenzbegehungen. Interdisziplinarität als Wissenschaftsethos. 1995.

Band 12 Helga Willinger: Ethische und rechtliche Aspekte der ärztlichen Aufklärungspflicht. 1996.

Band 13 Wilfried Lochbühler: Christliche Umweltethik. Schöpfungstheologische Grundlagen Philosophisch-ethische Ansätze · Ökologische Marktwirtschaft. 1996.

Band 14 Anton Georg Schuster: Finaler Rettungsschuß. Theologisch-ethische Untersuchung zum finalen Rettungsschuß als lex specialis. 1996.

Band 15 Gerhard Bachleitner: Die mediale Revolution. Anthropologische Überlegungen zu einer Ethik der Kommunikationstechnik. 1997.

Band 16 Gerhard Gansterer: Die Ehrfurcht vor dem Leben. Die Rolle des ethischen Schlüsselbegriffs Albert Schweitzers in der theologisch-ökologischen Diskussion. 1997.

Band 17 Elmar Kos: Verständigung oder Vermittlung? Die kommunikative Ambivalenz als Zugangsweg einer theologischen Medienethik. 1997.

Band 18 Manfred Waltl: Eigennutz und Eigenwohl. Ein Beitrag zur Diskussion zwischen Soziobiologie und theologischer Ethik. 1997.

Band 19 Jürgen in der Schmitten: Die Entscheidung zur Herz-Lungen-Wiederbelebung. Studie im deutsch-amerikanischen Vergleich. 1998.

Band 20 Gunter M. Prüller-Jagenteufel: Solidarität - eine Option für die Opfer. Geschichtliche Entwicklung und aktuelle Bedeutung einer christlichen Tugend anhand der katholischen Sozialdokumente. 1998.

Band 21 Michael Pindl: Versöhnung mit dem Leiden. Leidfreiheitsideologie und Gewalt gegen behinderte Menschen aus der Sicht eines im christlich-buddhistischen Dialog gründenden Ethos. 1998.

Band 22 Wolfram Winger: Personalität durch Humanität. Das ethikgeschichtliche Profil christlicher Handlungslehre bei Lactanz. Denkhorizont - Textübersetzung - Interpretation Wirkungsgeschichte. 1999.

Band 23 Christa Schnabl: Das Moralische im Politischen. Hannah Arendts Theorie des Handelns im Horizont der theologischen Ethik. 1999.

Band 24 Thomas Laubach: Lebensführung. Annäherungen an einen ethischen Grundbegriff. 1999.

Band 25 Manfred Maßhof-Fischer: Ethik und Vorurteil. Moralpsychologische Studien zu den Legitimationsstrategien soziokulturellen Handelns im Konfliktfeld von Mythos und Rationalität. 2000.

Band 26 Simon Kofi Appiah: Africanness - Inculturation - Ethics. In Search of the Subject of an Inculturated Christian Ethic. 2000.

Band 27 Jong Bom Lee: Intercultural Ethos Mediation with the Mass Media. Sympathy as the Means for the Mediation of the Christian Ethos in the Modern Confucian Society. 2001.

Band 28 Volodymyr Sheremeta: Ethik nach Tschernobyl. Versuch einer ethischen Orientierung aus schöpfungstheologischer Sicht. 2001.

Band 29 Christoph Schmitt: Wahrnehmung und Erkenntnis. Zugänge zur sittlichen Subjektivität in der neueren Phänomenologie. Rombach, Merleau-Ponty, Lyotard. 2002.

Band 30 Gregor M. Jansen: Mensch und Medien. Entwurf einer Ethik der Medienrezeption. 2003.

Band 31 Jochen Sautermeister: Wege zur Freude. Studien zur präskriptiven Logik des Carpediem-Motivs. 2008.

Band 32 Ulrich Feger: Moral de actidudes. Theologische Ethik für Arm und Reich. Eine autonom fundierte Befreiungsethik von Marciano Vidal. 2013.

FORUM INTERDISZIPLINÄRE ETHIK. NEUE FOLGE

Herausgegeben von Jochen Sautermeister

Band 1 Felix Krause: Sozial verantwortete Selbstbestimmung in der Medizin. Ein anerkennungstheoretischer Ansatz selbstbestimmten Handelns. 2016.

Band 2 Jochen Sautermeister / Katharina Ebner / Jochen Ostheimer (Hrsg.): Xenotransplantation in die klinische Praxis begleiten. Ethische, psychosoziale und pastorale Herausforderungen. 2024.

www.ingramcontent.com/pod-product-compliance
Ingram Content Group UK Ltd.
Pitfield, Milton Keynes, MK11 3LW, UK
UKHW041119041026
8980IPUK00024B/10

9 783631 717622